ジェレミー・A・グリーン

ジェネリック

それは新薬と同じなのか

野中香方子訳

みすず書房

GENERIC

The Unbranding of Modern Medicine

by

Jeremy A. Greene

First published by Johns Hopkins University Press, 2014

ジェネリック　それは新薬と同じなのか＊目次

VI　ジェネリック医薬品

謝辞

かけがえのないメンターであり、教師、同僚、そして友であるアラン・ブラントに本書を捧げる。医学史という活気ある分野と、臨床と歴史学が交差する領域でキャリアを積む喜びを教えてくれたのはアランだった。わたしは、調査を進め、本書をまとめる過程で、アランがいくつもの難関を次々に制覇していくのを目の当たりにした。彼は夢を実現させた学者であり、比類ない人物である。

この十余年、わたしはジェネリックの研究者として過ごしてきたが、学問面で返すべき恩は増えるばかりで、この謝辞でそのすべてを述べるのは到底不可能だ。まず、ジョンズ・ホプキンス大学出版局の担当編集者、ジャクリーン・ヴェーミュラーに感謝する。優雅な編集スタイルと抜群の能率によってこの作品をみごとに仕上げてくれた。ここに名は挙げないが、原稿に目を通してくれた同出版局の人々に感謝する。何人もが草稿にコメントしてくれた。G・ケイレブ・アレクサンダー、チャド・ブラック、ボブ・ボーラー、マリレナ・コレア、ジョゼフ・ガブリエル、デヴィッド・ハーツバーグ、デヴィッド・ジョーンズ、アーロン・ケッセルハイム、ジョン・クツワラ、イラナ・レーヴィ、ヴィクター・マヌエル・ガルシア、クリス・ピーターソン、アン・ポロック、カウシク・サンダー・ラジャン、アリーシャ・ランキン、チャールズ・ローゼンバーグ、ジョン・スワン、ウルリケ・トムス、ダニエル・トーデス、ナンシー・トームズに感謝している。原稿を何度も読んでくれたレベッカ・レモフ、デボラ・レヴァイン、スコット・ポドルスキー、ソフィア・ルースに特に深い感謝を。キャロリン・アッカー、スーザン・ベル、ジョアン・ビエール、アルベルト・カンブロシオ、アンジェラ・クリーガー、クリストファー・クレナー、ジョー・ドゥミット、ジョナサン・アーレン、ジャン＝ポール・ゴーディリエール、マイケル・ゴーディン、ネイサン・グリーンスリット、アニタ・ハードン、リン・スー、マーガレット・ハンフリーズ、エヴァン・ヘプラー＝スミス、グレッグ・ヒグビー、スザンヌ・ホワイト・ジュノー、ニック・キング、ハワード・クシュナー、リチャード・レイン、アンドリュー・レイコフ、ジュリー・リヴィングストン、アン・クヴェーム・リー、ニール＆リサ・マーティン、ビャルケ・オクサルンド、スティーヴン・ペンバートン、アドリアナ・ペトリーナ、ジョアンナ・レイディン、ピーター・レッドフィールド、スーザン・レヴァビー、サミュエル・ロバーツ、ポール・シャーマン、スーザン・ストラッサー、ドミニク・トベル、エリー・トルーイット、津谷喜一郎、ジョン・ハーレイ・ワーナー、エイヨ・ウォールバーグ、キース・ウェイルー、エリザベス・ワトキンス、ジョージ・ワイズ、スーザン・レイノルズ・ホワイトとの会話はきわめて有益だった。この本のプロジェクトが始まった頃、コリ・ヘイデンとの共同研究を計画した。結局、助成金は下りなかったが、プロジェクトの歴史的調査と民族誌的調査の意義を明確に打ち出すことの重要性がますますわかるようになった。

ほとんどの章の土台となった論文は、さまざまな学会や会議で発表したものだ。米医史学会、米薬史学会、科学史学会、米歴史家協会、米国学会などだ。ボウディン大学、カリフォルニア・ウェスタン法律学校、デューク大学、エモリー大学、ジョージア工科大学、ハーバード・ロースクール、プリンストン大学、ニューヨーク州立大学オールバニ校、コペンハーゲン大学、イリノイ大学シカゴ校、オスロ大学、ペンシルベニア大学、ピッツバーグ大学、ロチェスター大学、ユトレヒト大学の招聘講演も収められている。欧州科学財団医薬品ネットワーク会議シリーズ（Drugs Network conference series）の発起人、なかでもクリスチャン・ボナ、ソフィー・ショヴォー、フルーラン・コンドロー、ジャン＝ポール・ゴーディリエール、クリストフ・グラッドマン、フォルカー・ヘス、イラナ・レーヴィ、トワーヌ・ペータース、ジョナサン・サイモン、ウルリケ・トムス、カーステン・ティマーマン、ミック・ウォーボーイズに深く感謝したい。本書の元となった原稿は『ジャーナル・オヴ・ザ・ヒストリー・オヴ・メディスン・アンド・アライド・サイエンシズ』誌に短いものが掲載され、その後、加筆したものが『ランセット』誌、『ニュー・イングランド・ジャーナル・オヴ・メディスン』誌、『ヒストリー・アンド・テクノロジー』誌に掲載された。

このプロジェクトの初期の研究では、ユーイング・マリオン・カウフマン財団の若手研究者対象起業研究フェローシップとニューヨーク州公文書館のラリー・J・ハックマン研究レジデンス制度の支援を得た。大規模な研究は、米国立科学財団の科学技術研究者賞の資金によって可能となった。その後、米国立医学図書館の支援を受け、研究成果を一冊にまとめる運びとなった。研究を手伝ってくれたマテオ・ムニョス、エミリー・ハリスン、オリアナ・ウォーカー、カースティン・ムーア、アニータ・ダム、マックス・ロイドに感謝申し上げる。また、国立公文書館のビル・デイヴィスとリチャード・マッカレー、米国立医学図書館のスティーヴン・グリーンバーグとマイク・サッポル、米薬史学会のグレッグ・ヒグビーとエレイン・ストラウド、米国薬剤師会のジョージ・グリフェンヘイゲン、FDA（米国食品医薬品局）のジョン・スワンとスザンヌ・ジュノーと情報公開法担当者、世界保健機関のアーカイヴ担当のマリー・ヴィルマン、カウントウェイ医学図書館医学史センターのキャスリン・ベイカーとジャック・エッカートに、また米国医師会、カリフォルニア大学サンフランシスコ校、カリフォルニア大学サンディエゴ校、化学遺産財団、ニューヨーク州公文書館の管理者に感謝する。ウィリアム・ハダッド、アルフレッド・エンゲルバーグ、リチャード・ビュラックは個人的に所有する資料を閲覧させてくれ、長いインタビューにも応じてくれた。

本書が出版できたのは、ジェリー・エイヴォーンによるところが大きい。彼が所属するブリガム・アンド・ウィメンズ病院の薬剤疫学および薬剤経済学部門は、米国社会で医薬品が果たす役割の学際的な研究の中心地となった。この分野に関する彼のヴィジョンは、歴史の分析は薬事政策と疫学に関する現代の研究に役立つだろうし、役立つべきだ、という彼の信念を伝えている。彼の研究チームの一員であることは大きな財産だった。とくに同僚のジェニファー・ポリンスキー、アーロン・ケッセルハイム、ニティーシュ・チョードリー、ジョシュア・ガニエ、マイケル・フィッシャー、セバスチャン・シュネーヴァイス、ウィル・シュランクと長い時間をかけて話をし、共同研究を行なったこと、メアリー・ピーターソンとユザイブ・サヤが研究アシスタントを務めてくれたことは、たいへんありがたかった。新天地のジョンズ・ホプキンス大学でも、医薬品安全効能センターの教員仲間から得るものは大きかった。とくにG・ケイレブ・アレクサンダー、ケイ・ディッカーシン、ジャネット・ホルブルック、ティアンジン・リー、ブレント・ペティ、ジョディ・シーガル、ソナル・シンにはお世話になった。本書は、アサフ・ビットン、アンドリュー・エルナー、プラチャ・イームラノンド、マイケル・マクウィリアムズ、ジェイミー・レッドグレイヴ、ゴーディ・シフ、ロリ・ティシュラー、そしてブリガム・アンド・ウィメンズ病院内科（Brigham Internal Medical Associates）〔現在はThe Phyllis Jen Center for Primary Careに改称〕のスタッフ、マイク・アルバート、デヴィッド・ダウディ、セイディ・ピータース、ボルチモア東部医療センターのスタッフなど、臨床の仲間と交わした会話によるところが大きい。ブリガム・アンド・ウィメンズ病院のジョゼフ・ロスカルツォやジョンズ・ホプキンス大学医学部のマイロン・ワイスフェルトとジャンヌ・クラークといった、理解があり支援を惜しまない各組織のトップのおかげで、わたしは臨床医兼歴史学者としてのキャリアを積むことができた。

本書に誤りがあればすべてわたしの責任だ。しかし、優れたアイデアの一部は、ハーバード大学とジョンズ・ホプキンス大学の同僚との他愛ない会話から生まれた。アン・ベッカー、マリオ・ビアジョリ、ジャネット・ブラウン、スティーヴ・バート、ジネマ・カナレス、ダニエル・カーペンター、ジョイス・チャップリン、リザベス・コーエン、ポール・ファーマー、ピーター・ガリソン、アン・ハリントン、マヤ・ジャサノフ、シーラ・ジャサノフ、アンドリュー・ジューイット、サルマーン・ケシャヴジー、アーサー・クラインマン、デヴィッド・コーン、栗山茂久、エヴェレット・メンデルスゾーン、イアン・ミラー、サラ・リチャードソン、デニス・ロス゠デグナン、スティーヴン・シェイピン、アーデルハイト・ヴォスクール、アニタ・ワグナーをはじめとするハーバード大学歴史学部とその他の学部の研究者にとくに感謝したい。サラ・ベリー、ナサニエル・コンフォート、ヴィーナ・ダス、メアリー・フィッセル、ユリア・フルマー、クララ・ハン、マータ・ハンソン、アール・ヘイヴンス、ボブ・カーゴン、シャロン・キングスランド、ビル・レスリー、グレアム・ムーニー、ランドール・パッカード、ジアンナ・ポマタ、マリア・ポルトゥオンド、ラリー・プリンシプ、クリスティン・ルグール、ダン・トーデス、そして誰よりも、コラリーズ・トンプソンには、ジョンズ・ホプキンス大学医学史研究所の自由闊達で知的な空間にすぐ迎え入れてくれたことを感謝している。

家族はさまざまなかたちでずっと支えてくれた。ジーンとマリリンのドローシュ夫妻には急な子供の世話を引き受けてもらったし、寛大な母のドレン・グリーン、そして父のウェイン・グリーンと義理の母のパティ・グリーンのおかげで、週末は執筆に専念できた。また、三人はぎりぎりまで草稿を読んでくれた。祖母マリリン・フリードマンと祖父ジェリー・バトラーは、最後の、そして最も重要な批評者だ。ここ数年、わたしが健康でいられるのは、兄弟姉妹、義理の兄弟姉妹、その子供たちとのロデオ遊びによるところが大きい。デヴィッド、レイチェル、エイミ、ベッカ・グリーン、ジェイミー・ウォン、エミリー、デヴィッド、アマンダ、エレナ、サラ・アソフスキー、ダニエル、ジェニー、ゾーイ、バークレー・チェンバレンというメンバーだ。カルヴィン・グリーンもその一人だ。わたしたちは永遠に彼のことを忘れない。妻であり生涯のパートナーであるエリザベスが、本書を完成させる精神的、時間的、物理的な余裕を持たせてくれたことには、いくら感謝してもしきれない。フィービー（七歳）とリーヴァイ（四歳）は、わたしの学究人生にどれほどの喜びをもたらしてくれたことか。今晩、こうして原稿に手を入れ、出版社に送っている時にも、子供たちは手伝ってくれた。フィービーはソファでわたしの隣に座り、最初のページを読んでこう言った。「子ども向けの本じゃないのね。でも、きっといい本になるわ」。その後すぐ、娘は寝てしまった。彼女の期待に応えられることを祈るばかりだ。

ジェネリック

それは新薬と同じなのか

序　同じであって同じでない

名前は必要だ。あるものと別のものを区別するために。あるいは、あるものと、似て非なるものを区別するために。
全米医薬品評議会ネルソン・M・ガンファー、一九六一年

「ジェネリック」という言葉には、「パッとしない、ありふれた、印象に残らない」といったニュアンスがある。「ジェネリック・アーギュメント」とはありきたりの主張、「ジェネリック・プロダクト」は類似品がいくらでもある製品、「ジェネリック・リスポンス」はあたりさわりのない返事、といったところだ。

したがって、ジェネリック医薬品にも、わたしたちは似たようなイメージを抱きがちだ。

近年、ジェネリック薬への注目は高まる一方だ。この半世紀の間に、米国の処方薬市場におけるシェアは一〇パーセント未満から八〇パーセント以上に急増した。(1) 研究開発志向の製薬業界は二〇年危機、つまり、二〇年という新薬の特許期間が続々と終了しているのに、代わりとなる新薬があまり開発できていないという状況に苦しめられており、加えて現在では、拡大の一途にあるジェネリック薬という脅威にさらされている。(2) 実のところ、テバ社やマイラン社など、七〇年代には小さな地元企業

にすぎなかったジェネリックの企業が、その後、世界的な多国籍企業へと急成長し、二〇一〇年の米国における処方箋薬売上高トップテンに名を連ねるまでとなった。(3)

現在、ジェネリックは、世界中の病院、薬局、家庭において、当たり前のものになっている。米国の大半の州では、処方箋にブランド薬が記載されていても、薬局では原則的に割安なジェネリックが出される。ジェネリックの錠剤、カプセル、貼り薬、軟膏は、ブランド製品と同じだとわたしたちは期待する。ジェネリックのフロキシンに同等の効果があるなら、値段が何倍もするイーライリリー社のプロザックを買う必要があるだろうか？　同じものに、より多くの金を支払う必要があるだろうか？　それでも薬局では必ず、ジェネリックはブランド薬とまったく同じではありませんし、他のジェネリックとも違いますよ、と念を押される。そして、処方箋の内容が同じでも、毎月、別のジェネリックが出される。最初は緑と黄色のカプセルで、次の月には青とオレンジのカプセル、その次の月は、白と白のカプセルといった調子なので、もらう方は疑問が湧いてくる。この見慣れない薬はどれも同じ薬なのだろうか？　一応、概念や分子レベルでは、すべて同じということになっている。どれも四〇ミリグラムのフルオキセチンを含み、人間を被験者とする米国食品医薬品局（ＦＤＡ）の生体内生物学的同等性の厳しい審査を通っている。けれども、実際手に取った感じは明らかに違う。名称とメーカーが異なり、色、形、大きさが異なる。何より値段が違うのだ。

こうした表面的な違いはささいなもので、化学構造の類似こそが重要であることを、消費者に納得させるために、これまで多大な努力がなされてきた。わたしはボルチモアの多忙な医療センターに勤めるプライマリ・ケアの医師（総合診療医）として、自分が書いた処方箋のほとんどにジェネリックが出されることを期待している。この原稿を書いていた時期に、四歳の息子とともに連鎖球菌性の咽頭炎にかかったが、服用した抗生剤はジェネリックだった。わたしは医師として、親として、また患者として、ジェネリックはブランド薬と品質は同じだが安いという前提を信じている。健康管理サービスを安く提供することに総じて失敗してきた医療分野において、高価なブランド薬を生物学的に同等で割安なジェネリックで代替できるようになったことは、数少ない快挙と言えるだろう。

しかしそれはつい最近のことであり、ここまでの道のりは平坦ではなかった。今日、国内でも国際的にもスムーズに流通しているジェネリックは、ほんの数十年前には取引の是非が喧しく論じられ、さらにその数十年前には、まともな薬として認められてさえいなかった。ジェネリックは地味なパッケージの下に、同じ薬をつくるという現代医学・薬学の飽くなき挑戦の歴史を秘めているのだ。

ただほど高いものはない

一九八七年末の穏やかな日に、マーヴィン・サイフェはビジネスランチの席についた。後にこのランチが、彼のキャリアに早すぎる幕引きをもたらし、生命さえ脅かすことになる。医師であるサイフェは、一九六五年にFDAのメンバーになり、一九七〇年代に同局のジェネリック部門の初代部長に就任した。誰から見ても、彼はその地位にふさわしい人物だった。倹約家で、知識が豊富で、ある友人に言わせれば、「寡黙なユダヤ系ニューイングランド人で、カーター大統領が着ていたようなカーディガンを愛用し、その肘には穴が開いていた」(4)。だがサイフェは、ジェネリックメーカーのMy-Kラボラトリーズ社の幹部とのランチで、勘定を同社が支払ったことを、FDAに報告しなかった。

この日、Ｍｙ－Ｋ社の社長のアメリカン・エクスプレスカードで支払われた五九ドル二〇セントの昼食代は、後に下院議員ジョン・ディンゲル（民主党、ミシガン州選出）の攻撃を受けることになる。ロナルド・レーガン政権下では、ジェネリックは、超党派の医療政策の主眼になっていた。リベラル派のヘンリー・ワックスマン（民主党、カリフォルニア州選出）と保守派のオリン・ハッチ（共和党、ユタ州選出）が草案を作成した「薬価競争及び特許期間回復法」（一九八四年）は、新薬開発を促進しつつ医療費を抑えるには、ジェネリック業界の健全な育成が鍵になることを示した。「ハッチ－ワックスマン法」（党によっては「ワックスマン－ハッチ法」）と呼ばれるこの法律を、ロナルド・レーガンからエドワード・ケネディにいたる誰もが、公衆衛生を発展させながら自由市場を促進するウィン・ウィン（どちらにとっても得になる）の法律だと絶賛した。[5] だが一九八〇年代後半になると、ＦＤＡによるジェネリックメーカーの扱いが不平等だという声が、ディンゲルのもとに届きはじめた。そこでディンゲルは調査に立ち上がり、彼が率いる「下院エネルギー商業委員会行政監視及び調査小委員会」は、数年かけて汚職スキャンダルを暴いた。複数の有罪判決が下り、ＦＤＡ長官フランク・ヤングは辞任に追い込まれた。[6]

一九八九年夏、ディンゲルが開いた小委員会で、ＦＤＡの職員二人は、ジェネリックメーカーのスーパーファーマ社の幹部から数千ドルが入った封筒を受け取ったことを証言した。ＦＤＡの役人は返礼として、重要な書類を机の引き出しの奥にしまい込み、競合他社のジェネリックの審査を遅らせ、一方、スーパーファーマ製品の審査をスピードアップした。[7]「誕生して間もないジェネリック業界の生死を権力が操っている」証拠を目の当たりにしたディンゲルは、さらに調査を進め、すべてを「何よりの消毒薬となる白日のもとにさらす」と誓った。[8]

白日のもとにさらせばさらすほど、さらなる腐敗が露呈した。ブランド薬は、安全性と効果が臨床試験で確かめられて初めて承認されるが、ジェネリック薬は、ブランド薬との同等性を証明できれば、それだけで承認される。ブランド薬と比較するいくつかの試験を通れば、同じ効能があるとして販売できるのだ。ディンゲルの調査により、同等性を実証する重要な試験、特に、人間に同等の効果があるかどうかを調べる試験が、ジェネリックメーカーによってではなく、民間の試験機関によって行なわれていたことが判明した。外注することで、新手の大胆な不正が可能になった。例えば、ジェネリックメーカーのヴァイタリン社は、スミスクライン&フレンチ社の人気製品である利尿剤ダイヤザイドのジェネリックの承認を得るために、まるで自社のジェネリック薬であるかのように、ダイヤザイドを試験機関に送った。[9] ディンゲルは、ヴァイタリン社のダイヤザイド・ジェネリックが承認されたのは、「スミスクライン&フレンチ社の薬どうしを比べた結果であり」、ヴァイタリン社の薬は一度も検査されなかった、と呆れ気味に書いている。[10]

ディンゲルの小委員会は、ボルティモアにある生物学的同等性試験機関ファーマキネティクス社に生体試料をすべて提出させた。すると、ほかに少なくとも四社の試験で不正が見つかった。とくに悪質だったのはボラー社で、サンド社のメレリルのジェネリックだとして、メレリルのロゴを削ってファーマキネティクス社に送っていた。ボラー社にとってはあいにくなことに、メレリルに小細工を施した同社の人間は、サンド社のロゴを完全には消していなかった。FDA職員のポール・ヴォーゲルは、試験に提出された錠剤のマイクロ写真二枚をディンゲルの小委員会に提出した。一方はメレリルそのもので、サンドのロゴである三角形とSの字が浮き彫りになっている。もう一方は「ジェネリック」だが、目を凝らすと「かすかに三角形の痕跡がわかり……Sの名残も見えた」。FDAがボラー社のジェネリックを承認したのは、偽の証拠を鵜呑みにしたからだった。その証拠が示していたのは、サンド社の薬はサンド社の薬と同等、ということなのだ。(11)

「公的医療問題に対する民間レベルでの解決策」とロナルド・レーガンに絶賛されてからわずか五年で、ジェネリック業界は、公と民が交差する場所で起きがちな不正の温床になった。ボラー社は一九九〇年一月にダイヤザイドのジェネリックを回収した。同社とヴァイタリン社は、ジェネリック医薬品産業協会から追放された。数名のFDA職員が、収賄の罪で罰金と社会奉仕活動を命じられた。ジェネリックメーカーの何人もの幹部が、短期の懲役刑に服した。(12)しかしいちばん痛い目にあったのは、FDAのジェネリック部門の責任者だったマーヴィン・サイフェだ。一九九〇年十月、彼は収賄の容疑で告訴された。賄賂の内容は、「記録されていないランチ」。ディンゲルが入手したクレジットカードの明細がその証拠となった。サイフェは、業界幹部とは食事をしていないと宣誓していたので、偽証罪も問われた。(13)懲役十ヶ月を言い渡され、テキサス州サン・アントニオの、自宅近くの刑務所に収監された。(14)

サイフェがテキサス州ビッグ・スプリングの軽警備連邦刑務所に到着した時、彼の情報はまだそこに届いていなかった。後に移送された、警備が中程度の刑務所でもそれは同じで、彼は普通の囚人として独房に収監され、標準的な囚人服を支給された。しかし、医学的に言えば、サイフェは普通の囚人ではなかった。彼はインスリン投与が必要な糖尿病患者で、臀部と両足は無腐性骨壊死に冒されており、囚人用の最大の靴より二サイズ大きな靴が必要だったのだ。ふさわしい服も薬もなしで独房に閉じ込められたため、まず足が壊疽になり、それはあっという間に左脚全体に広がった。しかし、事務処理はなかなか進まず、彼は二週間近く独房に閉じ込められ、治療を受けられなかった。ついに倒れて、近くの病院に運ばれた時、左足はすでに手遅れの状態で、ひざ下で切断しなければならなかった。悪いことは重なるもので、血液中に病原体が入り込み、敗血症ショック、腎不全、心臓病、肺炎、昏睡を引き起こした。深刻なブドウ球菌感染症を併発し、右足の親指も失いながら、集中治療室で三週間すごし、どうにか生き延びて刑務所に戻された。今度は個室をあてがわれ、足に合う靴を履くことが許された。(15)

命にかかわる糖尿病をはじめとする彼の個人情報は消えていた。病歴関連の他の書類や、彼が深刻な感染症にかかりやすいことを伝えるかかりつけ医の手紙とともに。病院で回復に向かっていた時、彼は、政府高官とジェネリック業界の腐敗のせいで自分が病気に苦しめられているという皮肉に驚いた。

最悪の災難だった。もうすこしで死ぬところだった。かつてわたしは様々な賞を受賞し、政府内の尊敬を集める有数の職員だった。「一服の清涼剤」と評されたものだ。だが、奴らの仕打ちときたら！……何もしていないのに、叩きのめされた。三〇年ものあいだ、公僕として人生を捧げてきたのに。……弁護士費用に二五万ドルもかかった。わたしは自腹だが、ジェネリック業界の腐った奴らの裁判費用は会社もちだ。……ワシントンでは、誰もが国から金を搾り取ろうとする。ジョージ・ブッシュの息子たちがしていることを新聞で読んだ――彼らはわがもの顔で闊歩している。わたしが何をしたと言うのか。それは違法ですらない。昼食を一緒に食べただけじゃないか！[16]

サイフェは、ジェネリック薬を「公的医療問題に対する民間レベルでの解決策」と位置づけた健康政策の犠牲者だった。彼はジェネリック業界を、安価で程度の高い治療に賛同する同志と見なしていたが、それはとんでもない間違いだった。健康管理に関わる他の企業と同じく、ジェネリックメーカーも、収賄、談合、価格協定、「ペイ・フォー・ディレイ（ジェネリック薬の参入を遅らせることで、先発品メーカーからもらう和解金）」の誘惑に弱いのだ。

甲状腺騒動

ずいぶん高くついたランチのことをサイフェが忘れかけた頃、アメリカ大陸の反対側では、薬学の専門家が、ジェネリック薬にまつわる、まったく別の契約を結ぼうとしていた。その専門家とは、カリフォルニア大学サンフランシスコ校（UCSF）の臨床薬学の教授、ベティ・ドンだ。彼女は、同じ成分の甲状腺ホルモン製剤の効能の違いを調べる実験を牽引してきた。定量を服用すれば効果がある普通の薬と違って、甲状腺ホルモン製剤は、ホルモンの血中濃度を適正にしなければならない。多すぎると甲状腺機能亢進症になり、少なすぎると甲状腺機能低下症になるのだ。また、甲状腺ホルモン製剤は、胃から作用部位に到達する途中で、さまざまなものと相互作用する。[17] ドンは、成分が同じでも臨床的な効果が大いに異なる例を、いくつも記録していた。

ちょうどその頃、イギリスを拠点とする製薬会社ブーツが、自社の甲状腺ホルモン製剤であるシンスロイド〔有効成分はレボチロキシン・ナトリウム〕と、ほぼ半額のジェネリックとの違いを調べる大規模な研究を牽引する人物を探していた。ドンとUCSFの法務顧問から見れば、それは当然の成り行きだった。一九五八年にシンスロイドがFDAに承認されて以来、ブーツ社は甲状腺ホルモン製剤市場を独占していた。シンスロイドは「コピー困難」な薬と見なされ、特許が切れた後も数十年にわたって、ジェネリックとの競争にさらされなかった。ところが一九八〇年代半ばに、ライバルとなるジェネリックがいくつか登場し、米国の病院、健康維持機構（HMO）、官民の保険会社は、安価なジェネリックを推奨するようになった。そこでブーツ社の幹部は、シンスロイドとジェネリックの治療効果は大いに異なるという証拠を見つけようとしたのだ。その研究を任せる人物として、ドンに白羽の矢があたった。

薬は、成分が同じでも、効果は微妙に違う。したがってブーツ社の幹部のカーター・エッカートは、大規模な研究を行って、詳しく調べれば、シンスロイドと他のレボチロキシンの効果が異なる証拠が見つかるはずだと見込んでいた。ともかくシンスロイドは、単なるレボチロキシンではない。ある分量の結合剤、安定剤、賦形剤などの添加剤を加え、独自の圧力で固め、独自のコーティングを施している。そのすべてが企業秘密で、ゆえにシンスロイドは「コピー困難」と言われてきたのだ。エッカートを始めとするブーツ社の人々は、有能な研究者なら、シンスロイドと他のレボチロキシンとの違いが臨床でどれほど重大な差をもたらすかを明かせるはずだ、と確信していた。

この契約は、ドンとブーツ社のどちらにとってもプラスになるはずだった。ドンは潤沢な資金を得て、かつてないスケールで生物学的同等性の臨床試験を行うことができる。一方、ブーツ社は、自社の主力製品が競合薬より優れているという科学的裏づけを得られるのだ。おそらくそう考えたために、ドンは、一九八七年にブーツ社と研究契約を結んだ折に、「データの所有権はブーツ社に帰属し、公表するには同社の許可を必要とする」という条項にほとんど注意を払わなかった。ドンのチームが被験者を募って効果を調べている間、契約に明記されていた通り、ブーツ社の人間が頻繁に研究現場を訪れた。こうしてスポンサーと研究者が定期的にコミュニケーションをとっていたので、研究は順調に進むと思われた。

ところが、データを分析した結果は衝撃的だった。当時としては最も精度が高い手法で比較したところ、四種のレボチロキシン〔うち一つがシンスロイド〕の効果はまったく同じだったのだ。ドンのチームが見つけたのは、違いではなく同等性だった。チームがその結果を発表する準備を進めていると、ブーツ社の幹部から横槍が入った。ブーツ社は資金を提供し、その研究をずっとモニターしてきたが、ここへ来て、その結果の発表を妨害しようとしたのだ。しかしドンのチームは、一九九四年一月に『米国医師会雑誌』（ＪＡＭＡ）に論文を提出し、ブーツ社のマーケティング部長にもその写しを送った。部長はその表紙に、「要対応——厳しくチェックすべし。営業部門とともに若手社員を待機させよ」と大書した。[18]ドンの元に、ブーツ社から手紙が届いた。それは「貴殿が本論文を公表するつもりなら、わが社は、合法的で誠実で良心的で倫理的なあらゆる手段によって、本研究にまつわる問題を科学界と規制当局に通達する」と警告するものだった。契約違反で訴える、とも書かれていた。[19]一九九五年一月、論文を掲載した『米国医師会雑誌』が刊行される一週間前、ドンはＵＣＳＦの法務顧問からの電話を受けた。「この訴訟ではブーツ社が勝つだろうから、大学の弁護団はあなたを弁護できないし、訴訟費用も負担できない」と顧問は言った。
やむなくドンは論文を取り下げた。結局、一九九五年のその雑誌に掲載されたのは、シンスロイドとそのジェネリックが同等であることを証明した論文ではなく、未発表のデータをまとめた十六頁の小論で、共著者の一人はブーツ社の幹部だった。[20]この一件はそれで幕引きとなるはずだったが、『ウォールストリート・ジャーナル』紙の記者が、UCSFを通じてその顚末を知り、スクープとして第一面で報じた。製薬会社が不都合な実験結果を力ずくで隠蔽したことに、非難が集中した。ついにブーツ社は公表禁止を取り下げ、一九九七年にドンの論文が公表された。[21]
後に「甲状腺騒動」と呼ばれるようになったこの事件がきっかけとなり、製薬会社が臨床試験に関与することへの批判が高まった。[22]しかし、この話が、学者とスポンサーの利益相反の典型として語られるようになると、ドンとブーツ社のどちらにとっても重要な根本的問題が無視されるようになった。それは、巨大な製薬会社の利益が優先され、薬の同等性を示す科学的証拠が隠蔽されたことだ。
シンスロイドとそのジェネリックが同等であるかどうかは、当事者、特にシンスロイドを服用する患者と、その費用を負担する官民組織にとって、きわめて重要なことだった。ゆえに、一九九七年に集団訴訟が起きた。両者は、シンスロイドのジェネリックは生産不可能というブーツ社の主張を信じて、シンスロイドに多額の金を費やしてきた。その一部を取り返そうというのだ。ブーツ社を買収したドイツの化学大手BASFは、最終的に一億ドル超で患者たちと和解した。[23]大金だが、ジェネリックとのコストの差である八億ドルに比べれば、取るに足らない金額だ。ドンはマーヴィン・サイフェと同じく、ブランド薬とジェネリックの同等性を巡る議論の犠牲になったのだ。一時はキャリアも危うくなったが、何年も後にようやく名誉を回復した。

ジェネリックの歴史

サイフェとドンが直面した問題の本質は、ジェネリックとは無関係だ。サイフェの場合は、規制当局が業界に取り込まれ、腐敗していたことが問題なのであり、ドンの場合は、強力な企業が資金提供する研究において、科学者の権利が弱いことが問題だった。それでも二人は、ブランド薬とジェネリックの同等性と差異をめぐる利害がらみの申し立てという、同じ蜘蛛の巣の、別の糸に絡めとられた存在と見なすことができる。サイフェは、表彰されたこともある役人で、効能が同じだとされる薬の効能が実際に同じであることを保証するために設立された組織を率いていた。しかし、その組織では腐敗とえこひいきが横行しており、同等性を証明したという主張のなかには、ブランド薬との違いを隠蔽したものもあった。一方、臨床薬学界で頭角を現しつつあったドンは、ブランド薬とジェネリックの違いを科学的に証明するために雇われた。だが、逆に同等性を証明してしまったため、製品の差別化に多大な利益がかかっている業界の、絶大な権力に潰されかけた。両者のエピソードからもわかるように、薬の同等性にまつわる科学と政治は、操縦がきわめて難しいのだ。

これらのスキャンダルでは、関わった誰もが傷を負った。FDAも、大学も、ブランド医薬品業界も、ジェネリック業界も。サイフェとドンの苦難が語るのは、公衆衛生と民間市場が交差する場所には完全な英雄も完全な悪役も存在しないが、さまざまな危険が潜んでおり、その害はわたしたちの多くに及ぶということだ。(24) 特許で守られた高価なブランド薬に手が届かない人は多い。数年後なら、安価なジェネリックが買えるかもしれないのに。しかしその一方で、処方のせいかアレルギーのせいか、それともプラセボ効果なのかはわからないが、うつ、てんかん、糖尿病の薬が、いつも使っていたブランド薬からジェネリックに変わったとたん効かなくなった、と苦情を申し立てる患者が多いのも事実だ。

ジェネリックは問題の種なのか、それとも解決策なのか——明らかにその両方だ。過去五〇年におよぶジェネリックをめぐる論争をすっかり理解し、ジェネリックが約束する未来を実現するには、サイフェが直面した問題（ブランド薬との違いが隠蔽された）とも、ドンが直面した問題（市場絶対主義ゆえに、同じ効能を持つブランド薬とジェネリックが別物とされた）とも折り合いをつけなければならない。ジェネリックに関して聞こえてくる話はたいてい、ブランド薬かジェネリックのどちらかの肩を持とうとする。だが、両者の対立が単にイデオロギー上のものでないことを理解するには、どちらにも強力な経済的・政治的動機があることを理解した上で、両者の言い分に耳を傾けなければならない。[25]

本書は、二〇世紀後半から二一世紀初頭の米国における、ジェネリックの社会的、政治的、文化的歴史を記録し、二種の薬を同一と称することのリスクを検証しようとするものだ。サイフェとドンの事件を扱った新聞記事には書かれていないが、ジェネリックの開発、流通、使用に関しては、それほど人目を引かないものの、等しく重要な対立が他にもいくつかあった。ジェネリックの価値をめぐる論争の歴史をさかのぼっていくと、医学知識の一般化や、政策に科学が果たす役割、さらには、二〇世紀後半から二一世紀初めの医療において業界、マーケティング、消費者理論が重要性を増してきたことについて、心をざわつかせる疑問がいくつも浮かんでくる。現在、これらの問題はますます深刻になっているが、医療行為、医療政策、日常生活でジェネリックが果たす役割について語る共通の言語を、わたしたちはまだ持っていない。本書の目的のひとつは、これまでの歴史を振り返ることで、同等性の科学と政治について、米国の医学界でより明晰な対話がなされるよう促すことだ。

ジェネリックの歴史は浅い。ジェネリックメーカーと呼ばれる企業も、「ジェネリック薬」と呼ばれるものも、登場したのは二〇世紀後半になってからだ。もっとも薬の一般名《ジェネリック》は一九世紀後半から使われていた。一九世紀末、薬局の客は、モルヒネひとつでもアップジョン社、スクイブ社、パーク・デービス社、スミスクライン&フレンチ社といろいろ選べたが、これらはいわゆる「ジェネリック薬」ではなかった。どの会社も、自社製品を「最高のモルヒネ」として売り込もうとした。しかし、いずれの会社もモルヒネを発見したわけではなく、モルヒネの特許も持っていなかったので、「開発者」あるいは「商標」として宣伝することはできなかった。創薬を中心とする製薬業界は、二〇世紀初めに成長し始め、第二次世界大戦後に爆発的に拡大した。それを受けてようやく、医薬品の「ライフサイクル」が欧米市場に根づき、ブランド医薬品や画期的な新薬は、開発後一七年間（後に二〇年間に延長された）、特許によって保護されるようになった。ジェネリックの歴史は、それらの特許が切れて独占状態が終わり、医薬品のコピー市場が誕生しようとする時代に始まった[26]。

したがって、二〇世紀後半にジェネリックの役割が拡大したことは、現代医学における脱ブランド化に伴うリスクとメリットの物語だと言える。ジェネリックの同等性をめぐる争いの本質は、先発薬を発明した企業が、特許が切れた後、商標だけを頼りに、事実上の独占状態をどこまで維持できるか、ということにある。この戦いは、臨床、商業、政治、法律と、さまざまな場で展開されてきた。多くの州で一九六〇年代まで——一部の州では一九八〇年代半ばまで——薬局がブランド薬の処方箋でジェネリックを処方することは、粗悪な薬によるごまかしと見なされ、法律で罰せられた。代替医薬品を禁止するこの法律が廃止された後も、一九八〇年代末まで、ジェネリックとブランド薬は効能が変わらないことを世間に認めさせるのは難しかった。まず、同等と認めるには、どの程度の証拠が必要で、それを誰が決めるのかという問題があった。製薬会社か、州か、保険会社か、処方者か、それとも薬を服用する患者か？「いつからそれらは同じ薬だと言えるのか」という問いの答えは、時代、場所、その人の立場によってまったく違った。昔からある問いだが、その答えに米国の健康政策と医療行為の未来がかかっているのだ。

同等性の科学

ジェネリックは、先発薬とまったく同じではない。本章の初めに指摘したとおり、ジェネリックのほうがたいてい（常にではない）安い。また、先発薬とは色、形、サイズが違うことが多い。ジェネリックは先発薬と同等、という言い分は、先発薬とまったく同じだからではなく、必要十分に似ていることに基づく。つまり、肝心なところが同じということなのだ。したがって、ジェネリックとブランド薬が同じかどうかという議論は、突き詰めれば、体内での作用に欠かせないのは薬のどの側面か、という議論だと言える。含有する有効成分が同じならいいのか、それとも、他にも効果に影響する重要な何かがあるのか。この答えを出すのは、思うほど簡単ではない。

二〇世紀後半、ジェネリックとブランド薬の同等性、あるいは差異が、議論の中心になるにつれて、ジェネリック側もブランド側も、同じか違うかを証明するために、驚くほど多彩な方法を案出した。初期のジェネリックメーカーは、ジェネリックとブランド薬は、色、サイズ、形状が違っても、含まれる有効成分の効能と純度が同じなら同じだ、と主張した。しかし、化学的に同じであっても、生物学的に異なる場合がある。二〇世紀後半に、ブランド薬メーカーの資金援助で生まれた生物薬剤学という新分野は、薬は成分が同じでも製造過程のささいな違いによって体内での吸収・循環が異なることに世間の関心を向けようとした。業界が制定した品質保証基準や、規制当局が定めた適正製造規範(GMP)など、差異と同等性を測定する新たな手法も登場した。最近では、ジェネリック・バイオ医薬品の、生体適合性と生物学的類似性をめぐる議論も始まった。

同じに見える薬に見つかった新たな差異は、生理学、病理学、薬理学の各方面から生物医学の土台固めをしようとしていた人々に厄介な問題を提起した。かつてのヒポクラテス型医療では、病気になる理由も効果のある治療法も人によって異なる、と考えたが、一九世紀後半から二〇世紀初めの生物医学は、病気を個々人から切り離して考える存在論的アプローチをとった。生物医学とは、病原菌にまつわる新たな知識(ルイ・パスツールとロベルト・コッホが純粋培養した細菌を理想とする)が土台となって誕生した、合理的な治療法の科学である。それが理想とする薬は、パウル・エールリヒが発見した梅毒の「特効薬」や、二〇世紀半ばの抗生物質、二〇世紀後半の合理的に設計された薬だ。ある病原菌が違う人に同じ病気を引き起こすのであれば、誰に対しても、同じ治療法でその病気を直せるはずだ。このような生物医学的見方がよしとされたのは、診断であれ治療であれ、そこに普遍性が見られたからだ。病気と治療法は、個別の文脈から切り離して分子レベルで見てみれば、どこでも同じ仕組みで同じように働くはずだ。このような生物医学の考え方自体が、普遍性を要求する。生物医学の対象はどこにでもあり、それらはどこでも同じように作用すると想定されるのだ。(27)

しかし、一九七〇年代に、社会科学や人文科学の研究者のあいだで、生物医学への批判が高まった。生物医学はあまりに還元主義的で決定論的であり、ゆえに非人間的だというのである。批判の矛先が主に向けられたのは、生物医学が土台とする「普遍性」だった。社会学者のニコラス・ジューソンは、生物医学の隆盛によって、医学分野から「病人」がいなくなったと評し、ジューソンにつづく社会学者と歴史学者は、現代医学は魂を売り渡したと嘆いた。より正確に病気に介入できるようになった代わりに、魂を失ってしまった、というのである。医療人類学者のアーサー・クラインマンは、世界各地の医療の中で、生物医学は「唯一、魂の入る余地のない医療」だと語り、多くの医療人類学者がそれに賛同する。世界各国の社会科学者が、一見、世界共通に見える生物医学と、地域ごとに異なる健康と病気へのアプローチがもたらす「地域的な生物学」を比較し、前者に批判的な目を向けている。(28)

より最近では、臨床医や科学者、それに医学の批判者が、例えば甲状腺ホルモン製剤のレボチロキシンに見られたような、医薬品の生物医学的な同一性は、実際に同一なのではなく、プラトンの洞窟の喩えのように、現実を見ない人々の理想にすぎない、と考えるようになった。また、比較歴史学者は、普遍的であるはずの生物医学の実践が、状況によって大いに異なることを明らかにした。医学分野の区分からしてフランスとイギリスでは異なり、また、新生児科医による保育器の使い方は、フランスと米国ではまったく異なる。(29) サハラ以南のアフリカと北米を行き来する比較民族誌学者は、わたしたちが同じだと思っていた生物医学の対象を細かく分けた。ボツワナの生物医学がんセンターと、ボストンのがんセンターでは、悪性腫瘍に対する化学療法は似ているが同じではない。どちらも生物医学と銘打っているのだが。また、アテローム性動脈硬化症の意味は、同じ大学医療センター内でも部門によって異なる。心臓外来では、その症状、兆候、治療戦略を意味し、カテーテル治療室では、血流が詰まった冠動脈の状況であり、臨床病理学の研究室では、動脈壁内膜の線維脂肪性プラークを指すのだ。(30)

同じ分子の異なるバージョンを同じ薬と見なせるかどうかという問いは、生物医学の対象となる物質の普遍性と一般化について、重要な問いをいくつも提示する。これらの問いに答えるには、新たな専門分野、健康政策への新たなアプローチ、医療業界と医療との新たな関係が必要になるだろう。ジェネリックに注目することで、一見同じに見える生物医学的物質に潜むさまざまな違いを見つけることができるはずだ。本書では、ジェネリックを出発点として、臨床医学、公共医療、市場における同等性と差異の論理《ロジック》を検証していこう。

そもそも、ジェネリックはブランド薬と「効能は同じだが安い」という言い分は、化学的なロジックに基づくものだった。分子レベルでは同じということの主張は、錬金術に始まる、同等性と差異に基づいて物質を混ぜ合わせてきた科学領域に依存する。中世後期のヨーロッパでは、人工的な金、つまり錬金術でできた金と天然の金が同じかどうかをめぐって、激しい論争が起きた。金は薬として使われていたので、その答えは重要だった。もし人工の金と天然の金が、どの検査でも区別できないのに、患者の体内で生理学的な違いを引き起こしたらどうなるだろう？(31) その後、化学がさらに複雑な分子の組成を解明していく上で、同じに見えるものの重大な違いを見つけた化学者の貢献は大きかった。

一九世紀の有機化学者は、分子に含まれる炭素、水素、酸素、窒素の原子の数が、その分子の性質を決めるわけではないことに気づき始めた。黒、白、赤、緑のボールを用いる分子模型を見ればわかるように、分子式、つまり分子の組み合わせは同じでも、立体配置によって、幾何異性体と呼ばれる互いと異なる物質になる。幾何異性体は、沸点、氷点、におい、揮発性、可燃性が異なる。[32] また、一見、同じ分子模型が、実は互いの鏡像になっていることもある。二〇世紀初頭、薬学分野が分子の三次元構造を解明していくと、同じ基本構造が逆転した分子（光学異性体、あるいは鏡像異性体）は、沸点や氷点などの特性は似ているが、動物に対する薬理的働きがまったく異なることがわかった。[33]

これが本書の中心となるテーマだ。科学的に同質だと呼ばれるものに、実は大きな違いが潜んでいることがあるのだ。例えば、鎮静剤サリドマイドのR体とS体は睡眠薬としての効果は同じだが、先天異常をもたらすのはS体だけだ。ペニシラミンのR体とS体はどちらも慢性関節リウマチに効くが、視神経の炎症を招くのはS体だけだ。どちらのケースも、同じように見える鏡像異性体の、右像か左像かという違いが、臨床上の重大な違いを招いた。一方、気管支拡張剤アルブテロールと、そのR体のレバルブテロールの臨床上の効果や影響は、大半の患者においてほぼ同じだ。分子構造のどのような違いが重要で、どれが重要でないかは、完全にはわかっておらず、化学分野だけでその答えを明かすことはできない。[34]

むしろ、本書で掘り下げていくように、薬の同等性と差異の問いは、薬学と生理学、経済と政治、倫理と信念の問いなのだ。医薬品は単なる分子の集合体ではない。それらは複雑な医療テクノロジーと、関係当局の規制プロセスの産物である。さまざまな部品が集まってコルトのリヴォルヴァーになるように、あるいは、フォード車を大量生産する工場では、工員が交替しても作業の流れは変わらないように、ジェネリックに託された希望は、その互換性によって、医療の供給システムをより合理的にすることだ。ほかの工業製品と同じく、医薬品は複雑な製造工程を経て完成する。カプセルに加える結合剤、賦形剤、安定剤の内容から、錠剤にする際の圧力まで、そのプロセスには様々な可変要素がある。過去数十年間、ジェネリックを批判する人々は、ブランド薬とジェネリックの生産プロセスの違いをいくつも発見してきた。ブランド薬かジェネリックかの論争は続き、違いの証拠とおぼしきものも、同等性を証明するプロトコルも増えつづけてきた[35]。

医薬品の脱ブランド化

ジェネリックとブランド薬の歴史において、化学、生物学、産業の各分野における同等性についての考え方は、商業と市場を支配する「互換性の論理」に照らし合わせて検証されてきた。一九八〇年、ジェネリックメーカーのラグビー＝ダービー社のトップはこう語った。「ジェネリックへの変更を国が後押ししつづければ、ジェネリックはすぐ日用品《コモディティ》になるだろう。だが、わたしたちはそうなることを望んでいるのだろうか？」[36] つまり、ジェネリックメーカーは、自社製品の値段が下がりすぎないよう気をつけるべきだ、と言っているのだ。安価な大量生産の商品を指す「日用品」という言葉が、彼の真意を伝えている。例えば、原油も二級品の大豆も油になれば一緒というような市場論理によって、医薬品が日用品のような扱いを受けたら、製薬会社は自社製品の差別化を図ることができず、「違いゆえの価格」を上乗せできなくなる。しかしこの論理がジェネリック市場にあてはまるかどうかは曖味だ。現代のジェネリックは脱ブランド化に成功した医薬品の代表格だ。だが一方で、ジェネリックメーカー各社は、自社のジェネリック製品をどうにか再ブランド化して、他社製品と差別化しようとしてきた。ジェネリックはこの二つの観点から、現代医学にブランド化とマーケティングが果たす役割と、医学が一般的な意味で日用品になる経路について、さまざまなことを教えてくれる。(37)

　本書は、日用品としての薬について、生産、流通、消費という三つのプロセスを軸として、テーマごとに時系列に構成されている。(38) 最初の章ではジェネリックの生産を取り上げ、二〇世紀半ばにさかのぼるジェネリックの名称、ジェネリック業界、ジェネリックそのものの起源を辿る。合わせて、マーケティングが差別化に基づくのであれば、各社は効能が同じだとする商品をどうやって販売したのかについて探究する。続く数章では、年々複雑になり、コストが増える一方の米国の医療システムにおいて、安価で互換性のある医薬品としてのジェネリックの流通を探求する。ここで問われるのは、規制当局はどのような基準によって、ジェネリックにブランド薬と同等の効能を認めたのか、ということだ。また、法律、財政、ロジスティックのどのような構造が、ジェネリックの流通を促し、あるいは阻んだのかという疑問も解き明かしていこう。残りの数章は、ジェネリックの消費に焦点を絞り、ジェネリックの巨大な市場が登場した後、ジェネリックの有無をめぐる議論が、どれほど大きく変化したかを掘り下げる。ジェネリックとブランド薬の効能が同じなら、なぜ、ブランド薬は特許が切れた後も残っているのだろう。

　ジェネリックの歴史と未来は、医学、業界、公衆衛生における世界規模のプロジェクトと常に結びついてきた。最初の章では、同一の薬を指す「ジェネリック」という名称が、一九四〇年代から五〇年代にかけての、世界保健機関（WHO）と米国医師会（AMA）の一連の交渉から生まれたことを語る。最後の章では、二一世紀におけるジェネリック生産の地図の変化をたどる。その生産の中心地は、北米と西ヨーロッパから、新たな「ジェネリックの巨人」であるイスラエルのテバ社やインドのシプラ社、ランバクシー社、ドクター・レディーズ社などに移った。しかし、第一章と最終章に挟まれた章では、主に、米国内に焦点をあてた。公共医療問題に対する民間レベルの解決策として、ジェネリックは医療へのアクセスとコストを是正するものとして、世界のどこよりも早く米国で台頭したのだ。

ジェネリックはイノベーションではなく、単なるコピーだと言われている。ジェネリックを作っても、ノーベル賞はもらえない。そもそも、その元となる「先発薬」が何年も前に他の人によって作られているのだから。また、どの製薬会社も、ジェネリックを爆発的ヒットに導くことはできないだろう。なぜなら、ジェネリックは特許で保護されていないので、たちまち競合品が登場し、厳しい価格競争にさらされるからだ。ガン、糖尿病、エイズ、デング熱といった、今のところ根本的な治療法がない病気が、新たなジェネリックによって治療されるということにもならないだろう。

本当にそうだろうか？　詳しく検証していくと、ジェネリックは、新味の無いコピー薬などではないことがわかる。本書では、ジェネリックの今まで語られなかった歴史を探究し、それを通じて見えてくる、生物医学のイノベーションに対してわたしたちが抱く葛藤、仮定、希望、恐怖、さらには医療システムの未来について語ろう。

I

名前には何が込められているのか？

第一章　治療の世界に秩序をもたらす

猫に名前をつけるのは難しい
休暇のお慰みなんてものじゃない
頭がおかしくなったと思われるかもしれないが、
あえて言おう
猫には、名前が三つ必要なのだ

T・S・エリオット「猫に名前をつける」、一九三九年

ルイス・キャロルの作品にもT・S・エリオットの作品にも登場する狂った帽子屋《マッド・ハッター》は、一九世紀後半から二〇世紀初期に、職業を通じて危険な化学物質〔主に水銀〕に長年接触したために気がふれた、仕立て屋、毛皮職人、染物師に由来する。しかし、二〇世紀半ばに合成化学物質という迷宮をたどっていた人々も、やはり気がふれそうな経験をした。と言うのも、その頃までに化学物質は非常に複雑になっていたからだ。一九世紀初頭の応用化学は、キニーネ、モルヒネ、水銀といった、単純な化学物質によって説明できた。ところが二〇世紀になると、石油化学産業や染料産業の拡大により、薬に使える新しい化合物が続々と誕生し、その込み入った名前が人々を混乱させた。(1) これらの化合物からなる新たな治療薬の命名が、実用面でも、経済的にも政治的にも、喫緊の課題となった。

有機化学者の実験室から新たに化合物が誕生するようになると、それらの命名について議論するための国際会議が開かれるようになった。一八九二年のジュネーヴ有機物命名会議や一九三〇年の国際純正・応用化学連合（IUPAC）主催のリエージュ命名会議は、世界共通の化学用語を確立することができたが、専門性を重視するあまり、利便性が犠牲になった。ある合成の咳止め薬を、IUPACの命名法によって化学構造に忠実に表記するとこうなる。「(5α,6α)-7,8-ジデヒドロ-4,5-エポキシ-17-メチルモルフィナン-3,6-ジオール二酢酸」。これは分析化学者の役に立つかもしれないが、処方箋を書く医師や、薬を調合する薬剤師にとっては、厄介きわまりない[2]。

近代の化学治療薬を生んだスイスとドイツの化学企業は、最初のうちは、新製品に覚えやすい商品名、つまり商標をつけて、この問題を回避していた。先に述べた咳止め薬は、ファーベンファブリケン・バイエル社が短くて覚えやすい「ヘロイン」という商標をつけたので、簡単に処方できるようになった。同様にバイエル社の解熱剤「アセチルサリチル酸」は、明るく語呂のよい「アスピリン」という名前になった。米国のパーク・デービス社の人手不足の研究所は、IUPAC名が「(R)-4-[1-ヒドロキシ-2-(メチルアミノ)エチル]ベンゼン-1,2-ジオール」である合成ホルモンを「アドレナリン」として売り出し、成功を収めた。医薬品の商標は、簡潔で語呂がよく、使いやすく覚えやすいので、専門的で難解な化学用語と、医師や薬局の現実的な要求の橋渡しをした[3]。

しかし、一部の商標はあまりにも「成功」したせいで、製薬会社の利益を脅かしはじめた。短く言いやすい商標は、社会に浸透するにつれて、一般名として使われるようになったのだ。バイエル社やパーク・デービス社の経営陣はほぞをかんだことだろうが、アスピリンとアドレナリンは、例えばゼロックスやクリネックスのように、普通名詞として、医師、薬剤師、患者の日常にたちまち定着した。この過程は今では「一般名称化による商標権の消滅」として知られているが、知的財産権の観点から、それを防ぐ方法がひとつある。商標を企業の財産として守るために、新たに「一般的な名称」を作るのだ[4]。

一九世紀末までに、製薬会社は新たな化合物につける「第三の名前」の必要性を痛感するようになっていた。「(5α,6α)-7,8-ジデヒドロ-4,5-エポキシ-17-メチルモルフィナン-3,6-ジオール二酢酸」という耐え難いほど専門的な名前と、「ヘロイン」という自社製品の商標の中間として、「ジアセチルモルヒネ」や「モルヒネ・ジアセテート」など、複数の一般名が作られた。一九一七年、対敵取引法が制定され、米政府はドイツの製薬会社の特許を取り上げた。その結果、ドイツの薬の米国版を作ることが可能になったが、連邦取引委員会（ＦＴＣ）は、それらを登録商標ではない名前で販売するよう通達した。こうしてバイエル社のバルビツール酸系の抗てんかん薬「ルミナール」は「フェノバルビタール」になり、睡眠薬「ベロナール」は「バルビタール」になった。しかし、一九二〇年代を通じて、米国の製薬会社で、自社の新しい医薬品に、自発的に一般名をつける会社は少なかった。一九三八年の食品医薬品化粧品法は、すべての医薬品の内容表示は「一般名もしくは通称名」を記載していなければならないとしたが、薬の一般名の多くは、相変わらず複数のバージョンがあり、規制も緩かった。そして、それらの薬がどのようにして命名されたか、誰が命名したか、その名前が意味するものは何かということに、ほとんど注意は払われなかった。医薬品の名称には公的な性質と私的な性質が重複し、さらに、知的財産権という複雑な問題が絡んでいた。一九四〇年代になってからも、例えば「スルファメタジン」などの医薬品名が、イギリスでは一般名として扱われ、フランスでは商標として扱われるという状況が長く続いた。(5)

　本章では、一九四〇年代から五〇年代にかけての異常な時代を振り返る。その時代には、様々なグループが治療薬の世界を秩序立ったものにしようとした結果、新たな医薬品には、それぞれ本物の唯一の名前がついていた。第二次世界大戦後、世界保健機関（WHO）や米国医師会（AMA）などに属する改革主義者が、世界共通の医薬品命名システムを構築しようとした。「医薬品名の専門家」を自任する、業界も仕事も国籍も異なる人々が、医薬品を合理的に命名し、ひいては、より合理的な投薬治療を可能にするためのシステムを模索したのだ。

　国際的な商取引と医療における名前とモノとの関係が、本書の重要な出発点だ。ジェネリック薬を互換性があるものとして扱うには、大前提として、「一般名《ジェネリック・ネーム》」が同じものを指しているということが世界的に認知される必要がある。分類法にのっとって事物に命名し分類するには、どの差異が重要で、どの差異は無視できるかという種・属の決定が欠かせない。そしてある名前の重要性を理解するには、似たような名前がついた事物のなかで、その名が示す「一般的《ジェネリック》な特徴」を見極めると同時に、さらなる分類を可能にするどんな「固有の特徴」が残っているかを見極めなければならない。例えば、食料品店で売られている「鶏肉」には、有機飼育、放し飼い、草による飼育、抗生物質を使わない飼育、といった違いがあるが、すべて「ガッルス・ガッルス・ドメスティクス〔ニワトリのラテン語名〕」に由来するはずだ。それが、ニワトリの肉でなかった場合のみ、消費者の怒りを買い、スキャンダルを招き、規制の強化が叫ばれるのだ。(6)

しかし、一般名が意味するのがどのような「一般的な性質」で、違いがどこまで許されるのかについては、これまで不明瞭なままだった。とりわけ医薬品の一般名は、自然の秩序の一部——医薬品をありのまま、科学的に描写したもの——と見なされているため、命名につきものの社会的な力が見えなくなり、ますます実態がわからなくなる。医薬品の世界共通の一般名は、戦後の保健・医療に関わる政治経済学のインターフェースに生じたさまざまな問題の解決策として登場した。それは商品として国内外を流通する医薬品を定義する手段であり、保健市場における民と官の規制を分かつものでもあり、二〇世紀半ばに急速に拡大した化学治療薬分野に生じた「治療薬のジャングル」を整理し、手なずけるための方策でもあった。(7)

この世界共通の一般名は、学者と実務家の何十年にもわたる努力の成果だ。彼らは、第二次世界大戦後間もなく創設されたWHOの生物医学における楽観的な国際主義と同じ精神にのっとって、医薬品分野は合理的な言語プロジェクトによって合理的に秩序立てることができる、と信じていた。このプロジェクトはある意味では予想外の成功を収めたが、別の見方をすれば、大失敗でもあった。

命名法

一九四八年の秋、パリ医学校の薬理学・薬学教授、ルネ・アザールは、ジュネーヴの同僚に数枚の覚え書きを送った。アザールは影響力の大きい『治療学・薬理学概要（Précis de thérapeutique et de pharmacologie）』の著者で、『仏薬局方』の創始者にしてフランス語圏の薬学の第一人者だった。彼は、世界各国の研究者、医師、薬剤師が、医薬品の研究で協力しにくくなっていることに不満を抱いていた。その理由は、「他の国が定めた名前を参照しようともせず、同じ薬に国ごとにばらばらの名称をつけているからだ」。生物医学の研究と実践を促すために、アザールは「各国語に翻訳したものも含め、国際的に保護される世界共通の名前」を創設すべきと訴えた。(8)

アザールの覚え書きは、数ヶ月前に国連内に設立されたばかりのWHOに送られ、その薬物類統一専門委員会のメンバーに回覧された。設立当初のWHOはまさに技術主義社会《テクノクラシー》そのもので、入念に選ばれた各国の専門家からなる委員会がそれぞれ大量の仕事をこなしていた。WHO憲章も、初代事務局長のブロック・チゾムも、WHOの主たる目的は、政治団体や多国籍の規制団体になることではなく、各国の健康を増進するために互いと協力する場になることだと明言している。(9)

WHOがまず取り組むべき重要なプロジェクトは、国や言語の違いにかかわらず、物質を特定できるよう、生物医学の知見を統一することだった。WHOの国際疾病分類（ICD）〔現在、第十一版〕は、米国の医療機関で受診したり入院したりする際に必要な、病理学の包括的な分類を提供している。そのおかげで、例えば腫瘍に関して、医師と患者は、似たような患者のデータと照らしあわせて、経過観察にするか、積極的な治療に出るか、鎮痛ケアに集中するかを決められるようになった。また、創設当時のWHOの医薬品部門は、それまで医薬品の名前を決めるのに使われて来た複数の紛らわしいシステムを、国際的に統一された唯一のシステムにまとめる仕事も担った。(10)

物質の世界を言葉の世界と完璧に結びつける合理的な言葉を探す道のりは、言うなればユートピア的なプロジェクトであり、ホルヘ・ルイス・ボルヘスの短編や一七世紀の聖職者・科学者であるジョン・ウィルキンスの『真性の文字と哲学的言語にむけての試論』を想起させる。(11) 薬物類統一専門委員会が引き継いだそのプロジェクトは、元はと言えば、国際連盟に端を発するものだった。国際連盟は、一九二五年のブリュッセルでの会議以降、世界共通の『国際薬局方』（薬のガイドブック）の作成を目指してきた。当初の計画では、『国際薬局方』は、「無条件で各国の言語に取り入れられる唯一の言語」であるラテン語表記にする予定だった。ところが、アザールが認めたように、一九四八年当時すでに、化学物質をラテン語表記にすると、スムーズなコミュニケーションがしにくくなっていた。ブリュッセルの会議から数十年が過ぎても、各国の薬局方、なかでもイギリス、米国、フランスの薬局方で、同じ物質にまったく違うラテン語名がついていたり、同じラテン語名なのにまったく違う化合物だったりということがあった。WHOの専門委員会のメンバーで、アザールに賛同した米国人、E・フラートン・クックは、「フランスとイギリスと米国において医薬品の名前には違いがあるが、スペイン語、オランダ語、デンマーク語、イタリア語、アラビア語、中国語、日本語、ロシア語、非ロマンス語に翻訳された名前の違いはさらにはなはだしい」と言っている(12)。

古くからの医薬品には、国内に複数の名前を持つものもあり、それらの正式名を国際的に普及させるのはいっそう難しかった。それらは長年使用されるうちに、いくつもの名前を持つようになり、薬剤師はそうした名前をすべて把握していなければならなかった。例えば、一九四〇年代の米国の医師たちは、強心剤のジギタリスを、「ウィザリングのチンキ剤」（有名な発見者の名前）、あるいは「キツネノテブクロ」（成分が抽出される植物の名前）、もしくはたんに「ジギタリス」として処方していた。一九四六年に専門誌『開業医』に掲載されたある記事は、薬の名前には「つねにいらいらさせられ、困惑している。なにしろ単純な薬に十種類以上もの名前がついているのだから」と不満を述べている。

薬物類統一専門委員会が最初の国際薬局方を準備していたとき、アスピリン（アセチルサリチル酸）には、なんと六六種類もの名前があった。そして国によって一般名が普及していたり、商標が普及していたりした。[13]

さらにことを複雑にしたのが、新しい専門用語が、共通言語としてのラテン語の座をたちまち奪ってしまったことだ。一九五一年、第一版の『国際薬局方』の出版準備が進んでいた頃、『英国薬局方』の編集責任者らは、今後の『英国薬局方』はすべて英語で表記すると宣言した。新薬をあえてラテン語に翻訳する意味はない、というのがその理由だった。「たとえば、「高濃度のヒトの赤血球」をラテン語にするには、博識な学者でも骨が折れるだろう」と彼らは言った。診療所、病院、薬局で薬の名前を書いたり言ったりしなければならない人にしてみれば、「アセトメナフトン」や「スルファジミジン」といったすでに難解な名称にさらに音節を足して「アセフトメナフトナム」や「スルファジミジナ」というラテン語表記にすることに利は全くなかった。[14]

では、ラテン語の代わりになる言語は何か。第二次世界大戦末期には、科学分野の国際共通語は、明らかにフランス語やドイツ語から英語に変わっていた。そして第二次大戦後の米国は、その強い政治力と経済力により、国連を中心とする国際的官僚組織、とりわけＷＨＯなど専門組織の枠組みの形成と出資に、中心的な役割を果たすようになっていた。したがって、ＷＨＯの新しい一般名専門小委員会が、ＡＭＡの薬学化学審議会と密に連携し、『米国薬局方』のプロトコルを医薬品名を管理するモデルにした、と聞いても、だれも驚かなかった。[15]

薬局方の政治

一九〇五年に設立された、AMAの薬学化学審議会は、新たに『局法外新薬』を発行し、『国民医薬品集』が並ぶ書棚にそれを加えた。『国民医薬品集』は、一八八八年から米国薬剤師会が発行してきた医薬品のガイドブックで、より古い『米国薬局方（USP）』は、米国薬局方協会（USPC）が一八二〇年から発行してきた。このようなガイドブックは他にもいくつかあり、民間組織によって管理されていた。それらはいずれも、共通の治療基準によって薬剤師および医師の世界とつながっている、と謳っていた。『米国薬局方』は、初版の序文によると「医薬品を準備する際に、不規則性や不確実性がもたらす害」を、合理的な命名によって排除することを目的とした。「医薬品名は基本的に、端的で、わかりやすく、混同しにくいものにすべし」と、初版の執筆者は述べている。[16]

薬の正式名称を掲載したこの三冊は、一九世紀後半から二〇世紀初めにかけて、米国の処方薬産業の形成に重要な役割を果たした。処方箋なしに売られる薬と違って、「処方薬」は、パッケージに一般名、もしくは公式名（あるいは「局方名」）が明記されていた。インディアナポリスのイーライリリー社、デトロイトのパーク・デービス社、カラマズーのアップジョン社、フィラデルフィアのスミスクライン＆フレンチ社、ニューヨークのスクイブ社はどこも、創業当時は、『米国薬局方』か『国民医薬品集』にのっとって大量生産した同じ成分の薬を販売し、「成分は同じでも、分析実験設備と品質管理への投資により、我が社の製品はどこのものより信頼できる」とアピールした。二〇世紀半ばになっても、処方薬メーカーの多くは、同じ成分の薬を、違う名前で売り続けた。ラベル（内容表示）に記された成分は、『米国薬局方』か『国民医薬品集』の基準によると同じだったが、純度、品質、

均一性、用量は異なった。(17)

しかしその後、イーライリリー社、パーク・デービス社、スミスクライン&フレンチ社などの研究所から、アドレナリン、インスリン、サルファ剤といった新たな化合物が続々と生み出されるようになると、各社はそれらの特許を申請し、商標をつけて独占的に販売するようになった。AMAの薬学化学審議会は、こうした商標が、その化合物の効能を誤解させることがないよう、処方薬メーカー向けの認定制度を導入した。メーカーは化合物に好きな商標をつけられるが、審議会がその名前は行き過ぎだと判断すれば（例えば、レイダム社の「マイクローブ・キラー」に殺菌力はなかった）、協議会はその医薬品を『米国医師会雑誌』の広告に載せないという手段に訴えた。AMAの当初の目的は、処方薬メーカーの商標を規制することだったが、一九五〇年代初めになると、「医薬品の処方、命名、特定の便宜をはかるために、それらのわかりにくい名前を、短い専門的名称に変えること」が目的だと宣言した。(18)

WHOがUSPCとAMAの命名方法を見直し始めると、どちらもしぶしぶながら、WHOの意図と起こり得る結果について検討し始めた。一九五二年、USPCの改定責任者に就任したロイド・ミラーは、ジュネーヴで開かれたいくつかの会議に出席し、医薬品に世界共通の名前をつけようとするプロジェクトと、それが米国の薬局方と製薬業界にどんな意味を持つかを、大いに心配しながら戻ってきた。USPCは、一八二〇年に米国上院議会でその第一回の会合が開かれたものの、その監督と説明責任は、政府ではなく、米国の医療・薬学の専門家と製薬業界という民間組織が担っていた。(19) ミラーがとりわけ心配したのは、医薬品の一般名を世界共通にするというWHOの計画が、米国の製薬業界の商標権を蹂躙するのではないか、ということだった。

ＵＳＰＣの責任者たるミラーにとって、命名権は力であり、その力は尊重すべきものだった。一九五三年二月、ミラーは米国医薬品製造者協会、国務省、米国特許商標庁を味方につけ、同年五月には、米国の主張を世界保健機関総会で訴えるべく、使節団を組織してジュネーヴに向かった。[20]だが同時に彼は、米国の製薬会社の人々に、国際法のリスクをそれほど深刻にとらえる必要はないと告げ、ある覚え書きにこんなジョークを書いた。「米国内で『米国薬局方』に代わって『国際薬局方』が使用される確率は、連邦議会が国連総会で立法権を行使する確率といい勝負だ。ゼロではないが、限りなく低い」。[21]しかしミラーは、例えばラテンアメリカなどではＷＨＯの取り組みはすぐ効果が出るのではないか、と心配していた。このような地域では、医薬品名の支配は、医薬品市場の支配を意味した。

一九四八年、ラテンアメリカでは薬理学者が『汎アメリカ薬局方』を制定しようとしたが、失敗に終わった。ミラーはそれを、医薬品業界の「米国帝国主義」に対する一種の反乱だと揶揄した。ミラーに言わせれば、幸い、このプロジェクトは頓挫し、ラテンアメリカの薬局方は依然として「事実上、役立たずで、大半はあまりに古すぎて、医薬品の効能と純度の国家的尺度としては無価値」だった。このように依然として手つかずのラテンアメリカの医薬品をめぐって、『米国薬局方』、『英国薬局方』、『仏薬局方』の勢力争いが激化した。当然ながらそれぞれの国の製薬業界も参戦し、ミラーはそれを、薬局方の勢力分布図として表にまとめた[22]（**表1**）。

ミラーは『米国薬局方』の独自の命名法は、米国の製薬業界が海外市場で闘う時の武器になると考えており、ラテンアメリカにおける米国の医薬品名の保護が甘いとして国務省を批判した。彼はペルーの首都リマのフランス大使館を引き合いに出した。同大使館は先頃、ペルーの薬剤師の全国大会のスポンサーとなり、その大会で『仏薬局方』三〇〇部を配布した。「この『仏薬局方』はフランス政府からの寄付です。南米でフランスの医薬品の市場を確保する手段にしていただきたい」という但し書きつきだ。ミラーは国務省の関係者に、これは「フランスが米国から直接的な金融支援を受ける巧みな手段であり」、マーシャル・プランを介して米国の資金を使い、「米国の製薬業界の海外市場を脅かそうとするものだ」と訴えた。[23]

『仏薬局方』と同じくノーチェックだった『国際薬局方』は、『米国薬局方』にとって脅威となり、さらに言えば、『米国薬局方』が後押しする米国製薬業界の経済的・地政学的優位性を脅かす恐れがあった。しかしうまくいけば、WHOが一般名システムをつくる時に、米国が手綱を握り、米国の医薬品市場のグローバル化を進める方向に導けるかもしれない、とミラーは見ていた。[24] メルク社のCEO、ジョン・ホランと、公衆衛生局長官のレオナルド・シェーレも使節団に加わり、WHOと交渉するためにジュネーヴに向かった。ホランは、WHOが「世界共通の唯一の一般名の使用を促進する時に」、米国の業界の情報を重点的に用いるようにさせたかった。交渉後、彼は、米国製薬業界の仲間への報告に、「WHO側は皆、米国の製薬業界の協力を強く求めており」、米国の医療関係者と製薬業界が承認するレベルに達するまで、プログラムを中断することに合意した、と書き送った。[25]

合意の要として、AMAの薬学化学審議会事務局長のロバート・ストーモントが、WHOの一般名専門委員会の委員に任命された。その後間もなく、ストーモントの基盤となっていた薬学化学審議会は解散し、新薬の承認プログラムを進める責任は消失し、医薬品業界のマーケティングを規制して

	国定の薬局方の制定年（あれば）	公式に使用されている他国の薬局方		
		米国薬局方	仏薬局方	英国薬局方
アルゼンチン＊	1943			
ボリビア＊		使用	使用	
ブラジル＊	1926			
チリ＊	1941			
コロンビア		使用	使用	使用
コスタリカ		使用		
キューバ＊		公式に使用		
ドミニカ共和国＊		使用	公式に使用	
エクアドル		公式に使用	使用	
エルサルバドル			使用	
グアテマラ＊		公式に使用	公式に使用	
ハイチ			使用	
ホンジュラス		公式に使用		
ジャマイカ				公式に使用
メキシコ	1930	使用	使用	
ニカラグア＊		使用	使用	
パナマ＊		公式に使用		
パラグアイ	1945			
ペルー＊			使用	
プエルトリコ		公式に使用		
ウルグアイ＊			公式に使用	
ベネズエラ	1949			

出典：USPC・国際協力一般原則委員会（1953年2月13日、囲み記事1、f1、p. 9）よりロイド・ミラーが抜粋
＊1949年1月に公衆衛生局幹部（Directors General of Public Health）から入手した情報より

表1　薬局方勢力分布図、1953年頃

『米国医師会雑誌』の医薬品広告からより多くの資金を確保する必要もなくなった。その後継として新たに生まれた薬事審議会は、商標の承認という任務から解放され、一般名の命名に専念するようになり、「業界と緊密に連携して、新薬が販売される前に、早い段階でそれにふさわしい簡潔な一般名をつける」ことに注力した[26]。

とは言え、ストーモントの薬事審議会と製薬会社とのやりとりは、AMAが商標の承認から一般名の承認へと移行する過程で経験した困難の一部を物語っている。一例として、シェリング社の幹部は一九五六年に、先手を打つための書簡を薬事審議会に送った。「将来、弊社製品の商標と、審議会によって提案された一般名が広く受け入れられるようにしていただければ幸いです」。そこには、新しい医薬品名が長々と並んでいた。その中には、抗コリン薬もあり、提案された一般名は「メソペニンジオーネ」で、同社はそれに「ミラドン」という商標をつけたいと思っていた。だが、同社は薬剤の構造について情報開示を拒んだ。「言うまでもありませんが、弊社は正確な化学成分の開示を望みません。ここに書いた情報で十分だと考えます」。シェリング社はAMAに、商標を重視してほしいと頼みながら、薬事審議会には逆のことを頼み、おまけに、一般名と化学構造の関係を科学的に分析するのに必要な情報の提供を拒んだのだ[27]。

ルールを守らないのはシェリング社だけではなかった。ガイギー社は、一九五五年に劇薬クラーレに似た新しい合成化合物の化学名を、薬事審議会に提出した。「N,N,N',N'-テトラメチル-N,N'-ビス、(カルボプロポキシメチル)-3,4-ジオキサヘキサデカン-1,16-臭化ジアンモニウム」というものだ。明らかにこの名前は、処方箋に書くにも、薬局で購入するにも向かないが、ガイギー社はその化合物の一般名を提案せず、商標の「プレストナル」だけを提案した。薬事審議会の事務局長はガイギー社に、一般名の候補を出すよう促し、商標にも言及した。「商標の『プレストナル』に異議を申し立てるつもりはありませんが、この名前は医薬品というよりは不凍剤にふさわしいように思えます。もっとも、新しい制度では、医薬品の商標が中身と合っているかどうかは問いませんが」。ガイギー社の幹部は、AMAが商標より一般名のほうを気にかけていると知って驚いたらしい。妥協案として同社は「ジオクサヘクサデカニウム」と縮めた名称を提案した。化学名よりは短くなったが、八音節もある舌をかみそうなこの名前は、AMAのウォルター・ウォルマンから見れば、まだ長かったようで、彼はさらに短い「プロデコニウム」という名前を提案した。医薬品の構造はわかりにくくなったが、ウォルマンに言わせれば、少なくともヒントは隠れていた。「プロ」ポキシメチル、ジオキサヘキサ「デカン」、臭化ジアンモ「ニウム」である。薬事審議会の他のメンバーも、この名前はバランスがいいし、構造のヒントもあって覚えやすい、と賛成した。

次第に製薬会社のマーケティング担当者は、薬事審議会を、製薬業界と新しいグローバルな一般名システムの橋渡し役として認めるようになった。結果、業界が名前の候補を出し、薬事審議会がそれを検討し、その後、USPC、米国薬剤師会、WHO、英国薬局方協会、さらには生物製剤や中毒性がありそうな場合は国立衛生研究所にも回し、その後、AMAに戻して、WHOに提出するというスタイルが定まった。ストーモントやその後任のJ・B・ジェロームといった人物が、これらの組織すべての運営評議会に同時期に属していたことや、そうした評議会と個人的につながっていたことも大きかった。(29)

それでも、世界共通の医薬品名をつけるという試みは、世界全体で成功したとは言い難い。一九五九年、ワーナー・ランバート社の主力鎮痛剤であるパカタール（商標）に、薬事審議会は「メパジン」という一般名をつけようとしたが、WHOは、イギリスがその薬の一般名を「ペカジン（pecazine）」にしたいと要請したのを受けて、「メパジン」を却下した。しかし、ワーナー・ランバート社はすでに、いくつかの専門誌で新薬を「メパジン」として売り込んでいたため、「ペカジン」を拒んだ。結局、ワーナー・ランバート社とAMAからの圧力で、WHOのポール・ブランは世界共通の一般名としての「ペカジン」を撤回したが、その後もイギリスとイギリス連邦諸国では、「ペカジン」が使用された。[30] 似たような地域的な違いは他にもあり、米国の「タイレノール（商標）」は、イギリスでは「パナドール」と呼ばれる。この薬は一般名も異なり、米国では「アセトアミノフェン」、イギリスなどほかの地域では「パラセタモール」だ。同様に、吸入性気管支拡張剤「ベントリン（商標）」の一般名は、米国では「アルブテロール」だが、メキシコでは「サルブタモール」だ。医薬品を定義し、命名するシステムは、WHOが理想とした世界共通のシステムには遠く及んでいない。しかし、これらの例が示すように、一九四〇年代以降、医薬品に一般名をつけることは、世界各国の医師、専門家、製薬会社が、しばしば競い合いながらも、協力するプロジェクトになっていった。

医薬品向けに合理的な言語を考案する

「薬の成分の化学グループや薬理学的分類を示す音節を組み合わせて」[31] 合理的な一般名を作ろうとしていたWHOの小委員会のメンバーは、人工言語のヴォラピュクやエスペラント、国際補助言語のインターリングアといった試みを知っていたことだろう。特にエスペラント語は、第二次世界大戦後のヨーロッパでは世界主義の象徴になっており、一九四八年には国際連合教育科学文化機関（ユネスコ）の公用語にしようと提案されたこともあった。[32]

医学生だったルドヴィコ・ザメンホフが発明したエスペラント語と同じく、AMAとWHOによる医薬品命名システムの核は、多様な言語に共通する少数の「基語」を取り出し、単純な接頭辞と接尾辞を追加して、単語の正確性を高めつつ、利用するアルファベットを制限して、翻訳しにくい音やスペルを避ける、というところにあった。初めての世界共通の医薬品名一覧表に掲載された名称には、ラテン語、英語、フランス語に容易に翻訳できる一六個の基語が含まれた（**表2**）。

しかし、この合理的な命名システムも、エスペラント語を世界で採用しようとした時に障害になったものと同じ欠点を、いくつか抱えていた。エスペラント語が直面した問題のひとつは、基語と接尾辞が真に新しいものではなかったことだ。どれもいろいろな言語からの借り物だったので、元の言語のお荷物を抱えていた。医薬品の名前も同じだ。**表2**を見れば、基語はどれも、既存の使用パターンから恣意的に選ばれたことがわかる。包括的であるべき基語の選択のルールは、さらに精査してみると、包括的ではなく、一貫性にも欠けていた。カテゴリーの五つは特定の化合物（水銀、ヒダントイン、スルファニルアミド、オキサゾリジンジオン、スルホン）の誘導体に由来し、一つは特定の受容体に対する薬理学的活動（コリンエステラーゼ阻害剤）、四つは二種の疾病（マラリア、てんかん）の治療、一つは広い意味での治療（麻酔）、五つは有機化学の基本的成分（アルコール、アルデヒド、グリセリド、ケトン、飽和・不飽和炭化水素）に由来する。一方、最初のカテゴリーであるアルカロイドは、植物から抽出した薬効成分の総称である。[33]

提案されたこの分類法があまりにひどかったため、世界共通の合理的な医薬品名をつくろうとするAMA－WHOのコミュニティに亀裂が入った。そのメンバーの一部は、まったく新しい、完璧な秩序にのっとった命名システムの構築を望んでいた。しかし、別のメンバーは医薬品名の意味が多様で混乱を招きやすいという問題を解決するには、意味のない言葉を使うしかないと考えていた。新しい化合物が、知的財産権の争いに巻き込まれず、世界全体に受け入れられるには、完全に無意味な言葉、すなわち、どこの国でも使われたことがなく、理解不能な言葉を使うしかない、というのだ。意味のない言葉だからこそ、固有の名前になり、覚えやすい。なにしろ、それが意味するのは、ある薬のことだけなのだから。

一九五〇年代後半、化学者のE・C・S・リトルが、合成化学物の命名のシステムを提案し、それを受けて、WHO、USPC、AMAで、「客観的な」命名法を求める声が高まった。リトルは自らのシステムを使えば、「新しく誕生した化学物質に対応する名前を、一〇〇〇万でも簡単につくることができます」と主張した。リトルの「ドノメン・システム」の最大のメリットは、リンネから古代のアリストテレスまでさかのぼる昔の分類方法と違って、言語学的にも、社会的にも、文化的にも偏りがなく、主観が入り込む余地がないことだった。

リトルが提案したのはきわめて客観的なシステムで、新薬の名前はすべて四つの子音、三つの母音で構成され、子音と母音が交互に繰り返す（子音／母音／子音／…）。「紛らわしい」文字であるcとkとyを除くと、アルファベットは子音一七文字、母音五字となり、一七×一七×一七×一七×五×

ラテン語	英語	フランス語	
inum	ine	ine	アルカロイド及び有機塩基
inum	in	ine	グリセリド及び中性成分
olum	ol	ol	グリセリド及び中性成分
alum	al	al	アルデヒド
onum	one	one	ケトンなどカルボニル基を含む物質
enum	ene	ene	不飽和炭化水素
anum	ane	ane	飽和炭化水素
cainum	caine	caine	局所麻酔薬
mer	mer	mer	水銀化合物
sulfonum	sulfone	sulfone	スルホン化誘導体
quinum	quine	quine	キノリン基を含む抗マラリア性物質
crinum	crine	crine	アクリジン基を含む抗マラリア性物質
sulfa	sulfa	sulfa	スルファニルアミド誘導体
dionum	dione	dione	オキサゾリジンジオン誘導体の抗てんかん薬
toinum	toin	toine	ヒダントイン誘導体の抗てんかん薬
stigminum	stigmine	stigmine	コリンエステラーゼ阻害剤

出典：米国薬局方協会、会報126号、付録II「世界共通の一般名策定の一般原則」囲み記事251、f6、pp. 423-24

表 2　世界共通の医薬品命名法の最初の提案（WHOによる薬局方統一のための専門家委員会）

五×五で組み合わせは約一〇五〇万通りにもなる。「ババババブ（Bababab）からズズズズ（Zuzuzuz）まで、化学者がどれほど新薬を出しても、ほぼ無限に名前を用意できます」とリトルは豪語した。たしかに最初は奇妙に思える名前があるだろうが、すでに使われている薬の名前にも、変なものはたくさんあった。「「ババババブ」が殺虫剤の名前として普及したとしましょう。この殺虫剤がお勧め商品になって、この商品名を繰り返し聞くうちに、変だと思わなくなります。DDTとそう変わらない名前になるのです[34]」。彼の命名法では、合成された名前に意味がないというところに価値がある。無意味だからこそ、どこかですでに使われている名前と対立することなく、新しいものを特定できるのだ。もっとも、general、janitor、seminar、venison など、ドノメンのルール（子音／母音／子音／…）に適合する単語は英語に数多く存在し、工業化学物質の名前として定着しているものもあった。除草剤のダラポン（dalapon）、殺虫剤のデメトン（demeton）、殺鼠剤のフマリン（fumarin）などがそうだ。どうやら一般市民は、適当につなげた音節の塊を、すでに積極的に受け入れていたらしい。それなら、こうした名前をさらに機械的に作ればいいではないか？　どこの製薬会社も使うはずがないとリトル自身が言った「ティサダッド（tisadud）」のように、あまりに奇妙な名前は外すとして、命名はすべて機械的にこなせるようになるのだ[35]。

リトルは変人ではなかった。イギリスの科学週刊誌『ニュー・サイエンティスト』は、自国の原子力公社のコンピュータを数時間拝借して、ドノメン・システムを試した。するとこのシステムは、新しい化学物質の名前にできそうな無意味な言葉をうまく生成することがわかった。同誌の記事は、「これらの言葉は独自の音をもち、どの薬の名前にもよく合う」とした[36]。しかし全体としては、リトルの提案にはマッド・ハッター《狂った帽子屋》じみたところがある。記事は「ルイス・キャロルなら喜んでこのような単語に飛びついただろう」と続けた。新しい二日酔いの薬が開発されたら「マッド・ケミスト《狂った化学者》はこんな報告書を書きそうだ」

治したいのは下手なセックス（mogosex）
ジンを飲んでことにおよんだ
二日酔いには効かないメキチン（mekitin）
同じく効かないパリフェックス（palifex）
あごの水ぶくれに、やはり効かないラクベックス（lakubex）
共重合体のロープを試した
混ぜたのは缶入りのフェメラル（femeral）
すると石鹸によく似たものが見つかった
その名もリファシン（rifasin）！
予想外に美味しくなったのはジン[37]

ドノメン・システムはＷＨＯ、ＡＭＡ、ＵＳＰＣで順次、検討され、米国の製薬業界の命名と商標について調査するための、エステス・キーフォーヴァー率いる上院の公聴会で、「最も主観的でない」つまり、「最も客観的な」命名システムと呼ばれた[38]。しかし、すでに使われているＷＨＯ－ＡＭＡシステムを凌駕するには至らなかった。リトルのシステムは、すでに実践されている命名法とうまく共存しなかったのだ。WHO–AMAシステムは、雑多なカテゴリーからなる、行き当たりばったりのものだったが、医療専門家や製薬業界にとっては、はるかに受け入れやすかったのである。

合理的な命名法、不合理な顚末

広く引用された『化学教育ジャーナル』の一九五九年九月の記事では、メルク・シャープ&ドーム社のポール・G・ステッチャーは、一般名の人気が高まった理由として、商標の保護につながり、また、医師や薬剤師が医薬品を特定しやすくなるという、一般名の二つの機能を挙げた。しかし、WHOの努力にもかかわらず、一般名は特に国際市場において、厄介な問題を引き起こすおそれがあった。なぜなら国際市場では、たった一音節の意味が、多大な影響を及ぼしかねないからだ。「例えばコルチゾン（副腎皮質ホルモン）のスプレー製品に、「コルトミスト（cortomist）」という名前をつけたとしよう。米国ではエレガントに聞こえるが、ドイツではほとんど売れないだろう。ドイツ語では、「Mist」は「肥やし」を意味するからだ」とステッチャーは警告した。(39)

ステッチャーの記事は、一九五〇年代の終わりに一般名と商標に関して多国籍製薬企業が悩んでいた記号論的問題と戦略上の問題を世間に知らしめた。仮にメルク社が新しい化合物を開発して、一般名と商標の両方をつけなければならないとしたら、メルク社は商標を覚えやすいものにして、一般名はそうでもない名前にするだろう。その方が、自社製品が市場に長く残りやすいからだ。狡猾な企業は「一般名には、クロルフェニラミンマレイン酸塩といった、難解な名前を選びがちだ」とステッチャーは指摘する。と言うのも、「クロール・トリメトンというわかりやすい商標があるときに、わざわざこんな一般名を処方箋に書く医師はいないからだ」。そのように覚えにくい、あるいは使いにくい一般名をつけるのは危険だと、ステッチャーは続ける。「一般名を使わないと、商標の独占的な意味合いがなくなり、ひいては一般名の創出を放棄することにつながるからだ」[40]

本章では、医薬品の一般名をめぐる初期の政治的駆け引きを詳しく見てきた。戦後の新たな国際秩序において、その注目度は増していった。一九四〇年代から五〇年代にかけて、国連の技術志向の専門組織は、新たに生まれた化学療法剤に世界共通の名前をつけようとした。一方、米国の医療専門家と製薬業界も、そうした新薬を定義しようとした。同じ目的を持つ両者は手を結ぼうとしたが、うまくいかなかった。WHOが国際市場を目指す新薬に命名するには、AMAとUSPCの意向をうかがわなければならなかったが、当のAMAとUSPCは、WHOの命名プロジェクトに潜むリスクとチャンスを見越して、一般名の命名の基準を米国に有利なものにしようとしたのである。

現代の一般名命名システムの創設に関わった組織の、それぞれの歴史を掘り下げて初めて、一般名をつける目的がどこにあったのか、そしてなぜ、いかに、その目的が達成されたか、あるいは達成されなかったかを理解することができる。WHOは、『米国薬局方』を命名のモデルにした結果、米国の製薬業界の拡大する市場における名前の役割をめぐっての代理戦争に巻き込まれた。また、AMAを命名のモデルにしたために、WHOは、本来、処方薬の商標を検討するためのシステムだったものを、一般名を評価するシステムとして採用してしまった。始めのうちは、特に問題はないように見えた。そもそも、化学と薬理学において、構造と機能は同じではないだろうか？　だが、医薬品と関係があるのは、薬理学だけではない。医薬品の使用は、疫学の変化、医療パターンの意識の変化、マーケティングの気まぐれな変化と結びついているのだ。ゆえに、WHO－AMAの一般名命名システムは、医薬品の世界に、当事者が願ったほど合理的な秩序をもたらすことはできなかった。そのシステムは、国際的な専門知識という見せかけの下で、しばしば米国の国益を図っていたのだ。

それにもかかわらず、ミラーは一九六一年に『英国薬局方』のトップにあてた書簡にこう記している。「（この）米国の視点の重要性はさらに強調されてしかるべきでしょう。なにしろ、新薬の少なくとも半分、つまり新しい名称の半分が、米国で生まれているのですから[41]」。ジュネーヴ、ニューヨーク、シカゴ、ワシントンで二〇年にわたって熟議を重ねたにもかかわらず、一九五〇年代末になっても、一般名は世界共通というにはほど遠かった。一般名は医療専門家と共謀した製薬会社によって複数つくられ、商標同様、マーケティング・ツールとして思い通りに操作されたのであった。

第二章　ブランド批判としてのジェネリック

処方薬の命名にはびこる無秩序さは、一般名《ジェネリック》がついている薬がまったくジェネリックではないことに原因がある。
上院反トラスト小委員会側近ジョージ・クリフォード、一九六一年

一九六〇年五月初旬、米国の新聞とテレビのニュース番組は珍しい光景を報じた。大勢の上院議員が、薬の名前がその安全性、効能、臨床上の有用性に影響するかどうかについて、医師、薬剤師、消費者保護団体、製薬会社幹部に質問していたのだ。「どうしても答えてもらわなければなりません」と反トラスト小委員会委員長のエステス・キーフォーヴァーは繰り返した。「「一般名」とは実際にはどういう意味なのですか。いかにして製品に一般名がつくのですか。一般名がついた薬を処方されるとずいぶん節約になるというのは本当ですか(1)」

一見シンプルなこれらの問いに答えるのは、実は難しかった。一八二〇年以来、『米国薬局方』は、薬局方に基づく名前、すなわち「局方名」の一覧を載せてきたが、米国薬剤師会（APhA）が正式に「一般名」という言葉を定義したのはずいぶん遅く、一九五五年のことだった。しかも、その正しい概念はなかなか普及せず、一九五九年になっても、『ダイ・シアン&ブラウン・マンスリー・ブレ

ティン』といった業界誌が「世界共通の一般名」とは、「公的な領域における……薬のアイデンティティのシンボル」と定義するありさまだった。(2)

とは言え、その「公的な」性質こそ、キーフォーヴァーが商標の秘密主義に対抗するために利用したいと思う一般名の特質だった。キーフォーヴァーは一九五〇年代後半に大統領選指名獲得に二度失敗したが、議会ではかなりの有力者だった。反トラスト小委員会委員長として、製パン業界から自動車業界まで、市場の独占が疑われる業界の代表を尋問した。どの業界でも、比較的少数の大企業が、ほぼ寡占状態のブランド製品の「価格管理」と「顧客の囲い込み」によって、市場を支配していた。まもなく反トラスト小委員会と委員長は、製薬業界に、特別な、偏執的とさえ言えそうな関心を寄せるようになった。経済学者のジョン・ブレアとアイリーン・ティルが率いるキーフォーヴァーの調査チームは、召喚状を駆使して、新薬の特許が切れた後も独占状態を維持するのに商標が役立ったという証拠を集めた。商標が顧客の囲い込みに役立ったのであれば、一般名は、顧客の解放に役立つのではないかというのだ。(3)

公聴会の目的は、医薬品を、とりわけ競争が激しい他の製品と比較し、なぜ医薬品では「比較購買行動（消費者が複数の商品を比較して、納得したものを購入すること）」が起きにくいかを明かすところにあった。続々と証人が登場し、医薬品と自動車、洗濯機、自動車のタイヤ、缶詰等との違いを述べた。キーフォーヴァー、ブレア、ティルの陰で働いた消費者同盟（CU）などの消費者保護団体は、一般名が普及すれば、ブランド薬がほぼ独占する市場に健全な競争を導入することができる、と考えていた。消費者は、購入したい医薬品の一般名（たとえば「プレドニゾン」）がわかれば、薬局で各社のプレドニゾン製品を比較することができるからだ。だが、キーフォーヴァー調査チームの担当者が明らかにしたように、米国内に限っても、多くの医薬品には複数の一般名があったので、そのような賢い買い物は難しかった。(4)

キーフォーヴァーと反トラスト小委員会は、商標を考案した製薬会社が一般名も考案していることを知って驚いた。オレゴン州立大学薬学部長で『米国医薬品名事典（American Drug Index）』の創刊編集長だったチャールズ・O・ウィルソンは、公聴会の早い段階で証言台に立ち、米国の医薬品の命名法に見られる、組織的な「混乱、虚偽表示、一貫性の欠如」について証言した。(5) 彼は、「一般名命名に関して世界保健機関（WHO）や米国医師会（AMA）は協力関係にありましたが、一般名の決定権は、今も法的には製薬会社に委ねられています」と指摘した。そして、メルク社のポール・ステッチャーが書いた、（一般名命名の市場戦略についての）記事を掲げ、それを証拠として、「製薬業界はブランド薬の利用を促進するために、あえて非実用的で使いにくい一般名を作っています」と主張した。さらに彼は、製薬会社の一般名命名の手引きには、こんなふうに書かれているのではないか、と冗談半分に指摘した。

法則その一、化学式には触れない
法則その二、化合物の使用には触れない
法則その三、商標とは無関係な一般名をつける
法則その四、複数の音節からなる一般名をつける

法則その五、一般名は長くて変なものであれば申し分ない
法則その六、一般名は発音がそれなりに難しいものでなくてはならない
法則その七、一般名は商標より「目立つ」ものであってはならない
法則その八、一般名は暗記できるものであってはならない
法則その九、一般名の綴りは簡単すぎてはいけない
法則その十、似たような分子が一般名をもっていたら、こちらの分子の一般名は別のものにしなくてはならない
法則その十一、その化学物質にすでに慣用名があっても、新しく一般名をつけたほうがよい
法則その十二、ラセミ化合物やラセミ体の化合物の一般名があるとき、左旋性のもの（L体）や右旋性のもの（D体）には違う一般名を使ったほうがいい。たとえば、クロルフェニラミンとアンフェタミンがそうだ。(6)

ウィルソンの皮肉たっぷりな命名法則に、大学に籍を置く改革派の医師や薬剤師は、たちまち賛同の声をあげた。彼らも、「舌をかみそうな一般名」は故意につけられたものだ、と批判していた。(7) 批判的な第三者から見れば、これはAMAが医薬品の監督に失敗した証拠であり、「数年前に治療効果の評価と承認プログラムを廃止してから始まった下降」の一部であった。製薬会社に一般名を選ばせるのは、「一般名が使いづらいと最も得をする業界に、その命名を任せることになる……ここ数年、新薬には必ずといっていいほど、ばかげた名前がついている。昔の一般名は、インスリン、モルヒネ、

ジギトキシンなど、気ままにつけたものではあっても、使いやすい名前ばかりだった」。学生に医薬品の一般名を使って教えたいと思う医学部の教員も、そうした一般名の状況には手こずっていた[8]。

まれに、短くて覚えやすい一般名がつけられても、数多くの使いにくい一般名にまぎれてしまう。例えば、一九五七年に鎮痛剤タイレノールの一般名として、比較的覚えやすい「アセトアミノフェン」が提唱された。だが米国では、「アセトアミノフェン」の他にも、タイレノールにはいくつも一般名があった。一九六〇年になっても、販促物、教科書、専門誌はそれを「NアセチルpアミノフェノールN」、「pアセチルアミノフェノール」、「アセチルアミノフェノール」、「NpヒドロキシアセトアニリドN」、「APAP(アセチルpアミノフェノール)」、「パラセタモール」などと呼んだ。いずれも、まったく同じ物質、タイレノールの一般名だ。また、米国初の半合成ペニシリンは一九五七年に発売されたが、六社が三つの異なる一般名を使った。ブリストル社の「シンシル」とワイス社の「ダーシル」の一般名は、「ペニシリン－152カリウム」。シェリング社の「アルペン」と「ドラムシリンS」、スクイブ社の「ケミペン」の一般名は「フェネチシリンカリウム」。ローリグ社の「マキシペン」の一般名は「α－フェノキシエチルペニシリンカリウム」である。この六種の商標と三種の一般名は、どれもまったく同じ有効成分を指していた[9]。キーフォーヴァーのチームの筆頭エコノミスト、ジョン・ブレアによる反対尋問で、コーネル大学のウォルター・モーデルは、「一年で新しい化学物質が五〇種類ほど登場しますが、それらは数千とは言わずとも数百もの異なる商標の製剤および複合製剤として発表されます」と説明した[10]。

また、一般名は小さいフォントで記載されることが多かった(**図1**)。製薬業界の広報団体、医学薬学情報局（ＭＰＩＢ）の中心的な局員であるカート・ワイルバーグは、聴聞会で尋問を受けて、『グッド・ハウスキーピング』や『サタデー・イブニングポスト』などの家庭雑誌に載せる新薬の広告で、ＭＰＩＢが商標を小文字にして一般名と混同するようにしむけたことを認めた。そうやって、一般名ではなく商標を流通させようとしたのだ。例えば、知名度が低い鎮静剤「ソーマ」の製造元であるウォレス・ラボラトリーズ社から、ＭＰＩＢの広報担当部署に送られてきた書簡にはこう記されていた。「ソーマ」の一般名である「カリソプロドル」は、「どうしても必要な場合を除いて、宣伝や公的資料で用いてはなりません。例えば、『米国医師会雑誌』の広告には掲載されるべきですが、ほかの雑誌の広告に掲載してはなりません」[11]。

とはいえ、一般名が普及しないのはブランド薬を売る企業の陰謀のせいだ、という見方に、関係者全員が納得したわけではなかった。キーフォーヴァーの小委員会では、製薬業界に味方するローマン・フルスカ上院議員（共和党、ネブラスカ州選出）がウィルソンに反発し、両者は不毛な応酬を繰り広げた。

まずフルスカは、一般名は多音節からなるというウィルソンの批判は、とりわけ科学の世界においては理不尽きわまりない、と攻撃した。

フルスカ上院議員　我々の母語である英語で、多音節の言葉を使わないなどということが可能でしょうか？……（製薬会社が）多音節の言葉を多く使うのは、彼らがそうしたいからではなく、英語がそうなっているからではないですか？　多音節の言葉を使わなければビジネスが成り立たないのに、それをあざ笑うというのはいかがなものでしょう。わたしたちが日々の会話でそうしているのに、それを製薬会社が専門領域で使う権利を否定するのですか？

ウィルソン博士　多音節の使用を否定しているのではありません。そんなばかなことを言うつもりはない。もっと簡潔になるはずだと言っているのです。(12)

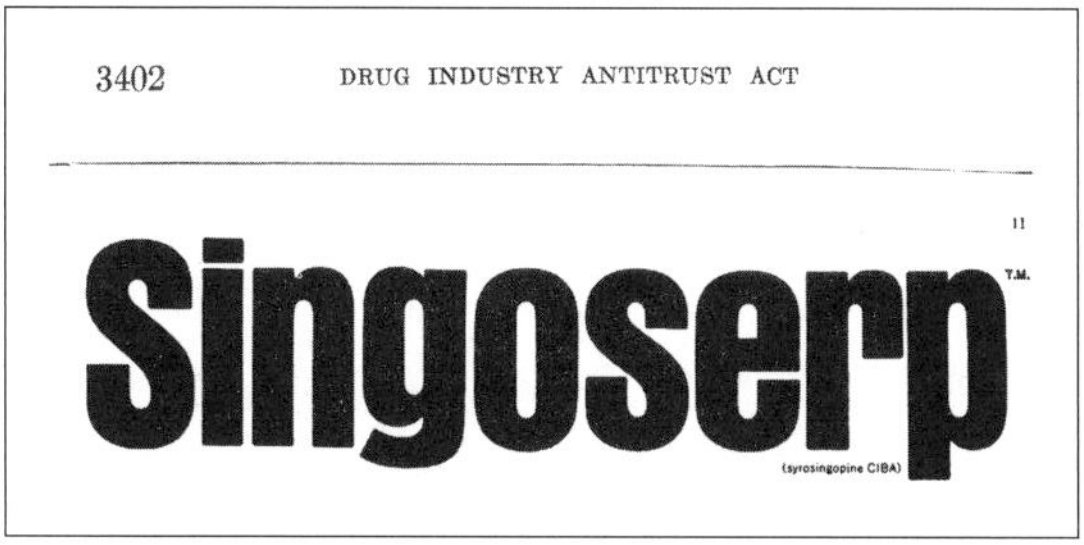

図1　医薬品の商標と一般名の露出度の差については、1950年代後半から60年代初めにかけて何度も議論された。上記は、チバ社の「シンゴサープ（シロシンゴピン）」の広告で、1961年から62年にキーフォーヴァー上院議員が牽引した製薬業界反トラスト法公聴会に、露出の差の証拠として提出された〔広告では、シンゴサープの下に、一般名シロシンゴピンが小さく記載されている〕。　1959年1月24日号の『米国医師会雑誌』に掲載されたシンゴサープの広告、DIAA vol. 7, p. 3402に再掲

ウィルソンは良い一般名には、製剤や完成品とは無関係の利便性があるという自らの信念を、再度、訴えた。一般名と商標との違いは、化学と薬理学の違いくらいはっきりしている。プレドニゾンは純粋な化学物質の一般名だが、メチコルテンは、プレドニゾンを含有するシェリング社の特定の製剤で、正確な組成はシェリング社の企業秘密とされている。ウィルソンは語った。「プレドニゾンの錠剤がすべてメチコルテンの錠剤と同じというわけでないのは、ステーキがすべてカンザスシティ・ステーキではないのと同じです」。消費者は、ステーキ肉が、ひき肉やポークチョップと違うどんな肉かということを理解して初めて、カンザスシティ・ステーキとニューヨーク・ストリップを正

しく区別できるようになる。「さらに言えば、オマハ・ステーキとの違いも」。ネブラスカ州選出の上院議員は苦い顔で頷いた(13)。

一般名とは、ある薬が医薬品のどのグループに属するかを示すものであり、「ビーフステーキ」という呼称が、肉屋で売られるある肉のグループを指すのと同じだ。ウォルター・モーデルはこう言った。「商標は、そう呼ばれる薬を医師の頭の中に刷り込むだけですが、「一般」名は、薬の属、由来、どの薬と関係があり、どの系統に属するかを語るものなのです(14)」

不安定なつながり

キーフォーヴァーの公聴会が製薬業界のマーケティングのあり方を改革しようとしていた時、AMAとUSPC（米国薬局方協会）では多くの人が、自分たちの命名システムもじきに国に監督されるようになるのでは、と案じていた。そこで、政府の干渉を避けるためにAMAとUSPCは協力して一般名を改良するためのプロジェクトを始めた。それについて一九六一年秋にAMAのヒュー・ハッシーは次のように証言している。「なぜなら、一般名は可能な限りシンプルであるべきで、特定の治療で使われる化学的につながりのある薬には、それがわかる非専売名（一般名）をつけるべきだからです」。USPCのロイド・ミラーも、業界がUSPCとAMAを通じて自主規制する方が、政府に介入されるよりはるかに望ましい、と同意した(15)。

しかし、一九六一年秋、ミラーがキーフォーヴァー小委員会に再び呼ばれる直前に、彼の部下で命名制度の責任者であるウォルター・ハートゥングはミラーへ手紙を送り、一般名命名制度には依然として不安要素が多いことを報告した。「一九五六年にAMAとWHOは医薬品とその名前を一四種類に分けましたが、その後、枝分かれが進み、手がつけられない状況になっています」とその手紙にはあった。一九五六年に定めた一四種の分類ではもはや、企業の化学研究所から続々と生まれる「ラジカル」――治療に重要な働きをしそうな分子の集合体――を管理しきれなくなり、「にっちもさっちもいかない状況です」とハートゥングは打ち明けた。[16]

ミラーも同じ考えだった。WHO－AMAのシステムは、初めのうちは混乱を収めるのに役立ったが、一九六一年当時は、新薬が増えすぎて破裂しそうになっていた。ディウリルという糖尿病や高血圧の薬の一般名「クロロチアジド」のように、ふさわしく覚えやすい名前もあったが、大方の一般名は厄介で、それも新しい薬が生まれるにつれて度が増す一方だった。例えば、五音節の「クロロチアジド」が七音節の「ヒドロクロロチアジド」になり、さらに十一音節の「ヒドロクロロチアジド・トリアムテレン」になったのを見れば、この先、もっと長くややこしい名前が登場するのは目に見えていた。[17]

この問題に対処すべく、一九六一年、AMAとUSPCは、命名に関する合同委員会を設置し、同年秋の合同会議にWHOの代表を招いた。この会議には、製薬業界や関係団体の代表、約七〇名も参加した。代表者の大半は、一般名の命名システムはもっと柔軟になり、薬どうしの関係がわかるようにすべきだという点で意見が一致した。AMAの薬事審議会のウィンザー・カッティングが会議後に総括したように、「あえて創出した甲斐があったと思わせるには」、一般名には二つの要素が必要だった。使われることと、使い勝手がよいことだ。使われるには、短く、綴りが簡単で「耳に心地よく、発音のリズムが良ければ尚良い」。使い勝手を良くするには、「ストーリーを語る必要がある」。「ストーリーとは、その薬がどのグループに属しているかだ。そのストーリーから自ずと、化学的性質と、ひょっとしたら作用のしくみ、願わくば吸収と排出、そして間違いなく毒性と治療上の使用法がわかることが望ましい」[18]。この混乱が続くようなら、いずれ国が規制することになる、とキーフォーヴァーが脅かしたこともあり、製薬会社、医師、薬剤師が一堂に会したこの一九六一年の会議は、医薬品の規制にはより包括的な民間の手法を採用する、という結論に至った。ある製薬会社の幹部は、「会議の目的ははっきりしていたが、参加者の中には、一般名と商標の違いについて語ろうとした人もいたようだ」と不満を述べた[19]。

一般名と商標の違いを語ろうとする人は、ほかにもたくさんいた。キーフォーヴァーは、薬剤師団体と大手製薬会社数社の共同組織である全米医薬品評議会（NPC）の証言も聞いていた。この評議会については第三章で詳しく述べる。「商標の価値を正しく理解するには、ジェネリックという言葉のもう一つの意味を考慮する必要がある」とNPCの代表は主張した。つまり、属《ジーナス》ではなく、創世記《ジェネシス》のほうだ。NPC会長のネルソン・ガンファーは、医薬品の命名を、エデンの園でアダムが生物に名前をつけたという聖書の一節になぞらえ、名前には物質世界に秩序と有用性を与える役割があることを強調した。ガンファーによれば、一般名と商標は、素朴な道具と精密な機械ほどにも異なる。「医薬品は、洗濯機や自動車と同じく、人類の研究と叡智の賜物であり、製造者によって一般名も商標もふさわしいものがつけられます。一般名は通常、特定の物質の完全な化学名（たいてい長く複雑で発音困難）を縮めたもので、規格一覧や化学用語辞典で分類するためのものです。一方、商標は、医師が処方するときに、簡単で、覚えやすく、言いやすく、綴りやすい名前になっています」[20]

ガンファーはこう考えた――一般名だけでは、医師はその薬がどのような化学物質を含有するかということしかわからない。商標なら、少なくとも三つのことがわかる。薬の形状（軟膏か錠剤かカプセルかエリキシル剤かといったこと）、成分のバランス、その製品を出しているメーカーの信頼度だ。一語にこの三つが込められていて、おまけに覚えやすく、言いやすく、書きやすい。となれば、処方するときに一般名より商標を書いた方が、労力が節約できて能率がいい。商標は、主観的、感情的、不合理どころか、製品のより正確でより客観的な説明になるのだ――。

この持論はNPCのパンフレットにも記された。「処方薬の商標が必要な二四の理由」というタイトルのそのパンフレットには、商標の価値が具体的に記されている。曰く、「一般名と違って商標はほんの一語で、同じ成分からなる薬の薬理学的性質の違いを述べることができる。その違いとは、以下である。効能、融和性、純度、徐放性製剤、腸溶性錠剤、溶解時間、溶解度、粒子サイズ、賦形剤か主薬かの選択、有効成分量、アレルギーの発現、炎症、pH、粘度、カロリー値、融点、表面張力、服用の容易さ、風味、品質管理、パッケージ」。複雑さを増す現代の医薬品市場にとって、商標は問題ではなく、答えなのだ。[21] 米国薬剤師会の会長であるリンウッド・タイスも同じ意見で、彼は次のように警告した。

たとえば、来週から米国で発行される処方箋がすべて一般名で書かれることになったら、どのような混乱が発生するか、想像するだに恐ろしい……（おそらく）医師は一般名をまったく知らないだろうし、薬剤師も、一〇に一つくらいしか知らないのではないか。……任務として一般名をつけた人々は、完全に客観的な立場から、WHOが宣伝したような命名の規則にのっとって作業を進めたのだろうが、彼らが考案した名前ときたら、舌をかみそうなものばかりで、並の開業医には綴れないものばかりだった。(22)

このような批判は、治療薬を合理的に説明するという一般名の意義を真っ向から否定した。一般名は、答えではなく問題になった。医療制度の気まぐれを正そうとする学者たちの一連の試みが、ここへきて逆転を招いたのである。商標の擁護者は、学者と国際機関の役人が一般名を奉る様子を、「お上品ぶっていて、開業医の現実から乖離している」と批判した。実のところ、一九六〇年代から七〇年代にかけて、一般名をよく使ったのは、診療所ではなく学校だった。

一般名と特定のもの

エステス・キーフォーヴァーは当初、米国の医薬品販売から商標を排除し、医師に一般名での処方を義務づける法案を提出するつもりだった。だが、彼の公聴会が導いた結末は、この目標を大いに妨げた。一般名命名の理想的なシステムがあれば、医師と消費者を助けて、よりよい治療を選択させることができたかもしれないが、当時のWHO－AMAのシステムが導いた一般名は、理想的どころか、治療の指標とするにはほど遠かったのだ。チャールズ・ウィルソンが、一般名で処方すれば望ましい治療薬を指定できる、と述べると、フルスカは真っ向から反論した。

フルスカ上院議員　では先生、この件をもう少し見ていきましょう。処方箋にある量のインスリンを出すようにと書かれていて、それを薬局に持参したら、必ず毎回同じものが出てくるのでしょうか。

ウィルソン博士　そうです。ＡＵ－40はＡＵ－40ですから。

フルスカ上院議員　インスリンにはウシ由来のものとブタ由来のものがあり、ブタインスリンにアレルギー反応を起こす人もいますね。そんな患者にはウシインスリンしか使えませんが、処方箋にただインスリンと書いてあるだけでは、この患者はいつもウシインスリンをもらえるとは限らないのでは？

ウィルソン博士　今、あなたが取り上げているのは、製品としての医薬品の話です。

フルスカ上院議員　でも、もう「インスリン」は一般名になっていますね。

ウィルソン博士　はい、正式にそうなっています。

フルスカ上院議員　インスリンが一般名で、それにはいろいろ種類があるのだから、「インスリン」という処方では、同じものが出されるとはかぎりません。しかし、患者が「リリー」（ウシインスリンの商標）と言えば、必ずウシインスリンが出されるはずです。[23]

つまり、フルスカは、一般名だけではウシインスリンに限定できない、と言っているのだ。フルスカはウィルソンをしつこく追及し、一般名が同じ医薬品はどれも同じだと言ったことを認めさせた。「おわかりですか？」フルスカは白熱した議論のさなかにこう言った。「患者が服用するのは、名前ではありません。特定の薬を服用し、あるいは注射されるのです。問題は、同じ薬をもらえるかどうか

ということなのです」(24)

ウィルソンも、そしてキーフォーヴァーも、同じ一般名がついていても、製品によって臨床上、大きな違いがあることを認めざるを得なかった。一九六〇年代初めまで、一般名は、医薬品の互換性を確かなものとするのに必要ではあるが、十分な要素ではなかった。処方された薬の品質を保証するには、別の要素が必要とされた。それは、経験豊富な薬剤師、病院の積極的で厳正な処方、それに、信頼のおける製薬会社名である。キーフォーヴァーにとっては、予想外の結末だった。彼は、一般名の利用が広まれば医師の処方はより合理的になるだろうし、消費者である患者にとって一般名は便利な手段になるはずだ、と考えていたからだ。

一九六〇年後半の公聴会の最後に、キーフォーヴァーのスタッフの一人が、それまでの証言と証拠に一通り目を通した時、一般名はまだ、便利なツールというよりは理想の概念にすぎなかった。「一般市民の意見は、以下の消費者保護団体の代表の言葉に集約されているのかもしれない」とそのスタッフは記した。その下に、消費者同盟（CU）のミルドレッド・ブレイディの証言の切り抜きが貼ってあった。ブレイディは、「一般名がついた医薬品の等価性は、FDAがいつか実現させるべき理想だ」と述べていた。

米国の医師が、薬の価格や、一般名か商標かに関わりなく、患者に最も効果があると思う薬を、効能と有効性、および、不純物が混ざっていないことを確信して処方できるような環境を、連邦政府はいかなる手段を講じても、製薬業界内に迅速に整えるべきだ。(25)

商標を廃し、一般名での処方を強制しようとしたキーフォーヴァーの試みは挫折した。しかし、医薬品に使いやすい単一の一般名をつけるという基本的な考えは歓迎され、キーフォーヴァーの名を冠した修正法として、一九六二年に施行された。こうして、すべての医薬品に「深遠で神秘的な唯一の名前」を――もっぱらFDA経由で――つけることが、連邦政府の責務になった。

一九六二年のキーフォーヴァー＝ハリス医薬品改正法の成立にともない、保健教育福祉省（HEW）の長官に、すべての医薬品に唯一の一般名をつける権限が付与された。かつて民間が運営していたAMA－USPCの共同プロジェクトは、公的組織となり、米国一般名評議会（USAN評議会）という新しい名前が冠された。一九六五年後半に業界の会議で、FDAのUSAN担当者は、「非現実的で、時として有害だった」一般名命名の現場は、今後、合理的なプロセスに変わるだろうと、楽観的な発言をした。(26)

一九六四年にスタートしたUSAN評議会は、現在に至るまで、米国の医薬品市場で唯一の（したがって、世界の医薬品業界にとってきわめて重要な）、一般名の「情報センター」として運営されている。(27)現在、USAN評議会は、一般名の長さを四音節までと制限し、限られた数の「基語」、すなわち「共通の簡潔な言語要素……関係のある薬すべてが共有し、共通する特徴の指標となる要素」の利用を促進している。発足当初、基語は一六だけだったが、今では二四〇種以上に増えた。USAN評議会は今も半年ごとに、増える一方の薬の分類に用いる新しい基語、接頭語、接尾語について話し合っている。これらを掲載した『米国薬局方発行 米国一般医薬品名及び国際医薬品名辞典』は、分厚くなり、最新版では聖書用の薄い紙で一四〇〇ページ近くになった。(28)

USPC、FDA、AMA、WHOの多くの人が、USAN評議会を、一般名を意義深いものにする堅牢なシステムだと賞賛した。だが、かつてのAMA－WHOの共同プロジェクトがそうだったように、じきにUSAN評議会のいくつかの欠点が明らかになった。一九六六年にはすでに、FDA長官ジェームズ・ゴダードが、一般名の改革において効果はほとんど出ていない、とUSAN評議会を批判した。当時FDAによって新たに承認された二〇〇件の一般名を見直してみると、処方する医師の要求に応えているのはわずか二八件だった。[29] ゴダードは、いつもは敵対している米国製薬工業協会会長（元AMA顧問でもある）のC・ジョセフ・ステットラーとともに、ワシントンの医療ライターのフォーラムで、この批判を述べた。今回は、ステットラーもゴダードに賛同した。以下はゴダードの弁だ。「医師に一般名での処方を命じても、今の状況ではできるはずがない」。医学生は学校で一般名を習うものの、「卒業すると商標に切り替える。つまり、我々が採用したシステムは、化学者は喜ぶが、実際に処方する人々には使いにくい名前を選ぶという、奇妙なシステムなのだ」。さらなる改革を進めないと、「現在の一般名の大半は、価値のないものになる」と彼は警告した。[30]

このゴダードの一般名に対する批判は、しかし、業界誌『F－D－Cレポート』（通称『ピンクシート』）において、ジェネリック医薬品全体を無価値と見なす批判であるかのように報じられた。『ピンクシート』の記事は明らかに誤りだったが、名前と製品の関係をめぐる熱い議論の前兆となった。また、キーフォーヴァーの公聴会が終わるとすぐ、起業家の一群が、一般名への関心の高まりに注目し、そこに新しい製薬会社のビジネスモデルを見てとった。その中心人物は、創業したベンチャー企業を「ジェネリックネーム製薬」と命名し、ロイド・ミラーに手紙を送り、ジェネリックの処方は正確にはどのようなものなのか教えてほしい、と頼んだ。新たに台頭してきた市場で利益を出せるよう、自らのビジネスプランを磨くためだ(31)。

やがて現代のジェネリック業界を構成することになるほかの企業とともに、この起業家の面々は、キーフォーヴァーの公聴会のニュースに、新たなビジネスの可能性を見てとったのだ。

II

ジェネリックなんてものはない？

第三章　匿名薬

この相似がなければ、どんな業界もあり得ない。
ガブリエル・タルド『経済心理学』、一九〇二年

一九六〇年にジェネリック医薬品について語るのは、少なくとも大半の人にとっては、まだ存在しないものを語るに等しかった。製薬業界にメスを入れたエステス・キーフォーヴァーの公聴会の議事録には、大小の製薬会社や一般名《ジェネリック・ネーム》と商標《ブランド・ネーム》についての議論の記録が大量に残されているが、ジェネリックについての議論はほぼ皆無で、あるとしても否定的なものばかりだ。しかし、一九六〇年代の末までに、ジェネリック医薬品は経済的にも実質的にも、存在感を強めていった。それを支えたのは、増える一方の利害関係者《ステークホルダー》だ。彼らは医薬品を医療システムの交換可能な部品と見なし、工場の組み立てラインが技術者によって合理化されるように、医療システムも合理化が可能だと考えた。一九六七年、ウィスコンシン州選出の民主党上院議員ゲイロード・ネルソンは、医療システムを改革するという大志を抱き、製薬業界の競争について広く意見を聴取するために上院公聴会を開いた。その冒頭の演説で、ネルソンはかなりの時間を費やして「ジェネリック医薬品」について説明したが、それはもはや概念ではなく、実在するものであった。「広く使われているブランド医薬品の相当数に、は

るかに安く買えるジェネリック医薬品が存在する」と彼は言った(1)。

キーフォーヴァーと同じく、ネルソンは公聴会を利用して、新たに生まれた消費者主義の政治を喧伝し、推進しようとした。また彼は、やはりキーフォーヴァーと同様に、米国の製薬業界を独占権力の極みと見なし、その欺きを暴いた。しかし、一九六〇年に公聴会を開いたキーフォーヴァーと違って、一九六七年のネルソンは、「質の良いジェネリック医薬品」がすでに米国市場にある、と言い切ることができた。それを作ったのは、「ジェネリックメーカー」を名乗る複数の企業だ。ジェネリックが市場に出回っている証拠として、ネルソンは、国防総省がすでにウォルターリード陸軍医療センターでジェネリックを購入している、と言った。リンドン・ジョンソンが治療を受けた病院だ。大統領の治療にジェネリックが使われたのであれば、一般消費者の治療にも使えるはずだ。

しかし、だれもがジェネリックを認めていたわけではなかった。陸軍の医薬品購入プログラムの元責任者、ダーワード・ホール(共和党、ミズーリ州選出)は、ネルソンの小委員会に出席し、ジョンソン大統領はジェネリックを使わなかったし、陸軍の人間も誰一人として使っていない、と反論した。

製薬会社はどこも同じと考える人は、愚かか、甘いか、もしくは愚かで甘い、とはっきり申し上げましょう。……陸軍は……品質が保証された製品しか購入してはならない、と規定されています。つまりジェネリックではなく、知っている企業、さらに言えば、よく知っている企業の医薬品でなければならないのです。「ジェネリック」という言葉が意味するのは、匿名性です。わたしが説明してきたプログラムはそれとは逆のことを重視するものです。ウォルターリード陸軍医療センターであれ、ベセスダの国立海軍医療センターであれ、大統領に処方されるのは「ジェネリック」薬ではなく、国防総省がよく知っている企業の医薬品です。言うまでもありません！(2)

ホールは、議員では数少ない医師で、自由市場信奉者だった。あるコラムニストは彼を揶揄して、「自分の患者にはブランド医薬品、有権者にはジョン・バーチ協会の反共産主義を処方する」と書いた。(3) ホールと米国製薬工業協会（PMA）、全米医薬品評議会（NPC）、米国医師会（AMA）はこう考えた――ジェネリックの人気が高まると、現実と理想の区別が危うくなる。ネルソンとそのシンパである「狂信的な消費者中心主義者」がジェネリック医薬品と呼ぶのは理想主義の産物で、それに相当するものは現実世界には存在しない。言い換えれば、医薬品は必ず相応の製薬会社によって生産され、その企業の評判を背負うのだ――。一九七〇年代になってずいぶん経ってからも、PMAとNPCのパンフレットは「厳密に言えば、「ジェネリック医薬品」などというものは存在しない」という教義を繰り返した。(4)

だが、歴史家から見れば、「ジェネリック医薬品というものは果たして存在するのか？」という問いを読み解き、説明していけば、科学、技術、ビジネス、医学が交差するところに潜む問題を掘り下げることができるはずだ。(5) ジェネリックはどのような経緯で経済的にも臨床的にも現実的な選択肢になったのだろう。背景にはどのような歴史的環境があったのだろう。いかなる経済団体、政治同盟、組織が、安定した存在としてのジェネリックの登場を促したのだろう。本章では、社会、政治的、経済の三領域における医薬品コピーの不安定さと脆さを再検討し、この三領域でコピー品が確固たる存在になっていった過程をたどる。

偽造の歴史——模造品と粗悪な薬

医師のリチャード・ビュラックがジェネリックを意識するようになったのは、一九六〇年代半ばにケンブリッジシティ病院でインターンとして働いていたときだった。ケンブリッジシティ病院は、地元住民の医療を担う公立病院として、貧しい住民に質の高い医療を提供しようと努力していた。医療プランのメニューにどの医薬品を入れるかを決める立場にあったビュラックは、「ブランド医薬品と同等のジェネリック」を購入すれば、治療の質を落とさずにコストを大幅に削減できることに気づいた。「ジェネリックによる治療を受けたわたしの患者は、全員が期待通りの薬効を得た。ジェネリックとブランド薬に効能の差はなく、前者が副作用を起こしやすいという兆候も見られなかった」[6]。ビュラックは当初、貧しい患者にジェネリックを処方していたが、やがて中流階級の患者にも適用し、ついには、自分が病気になった時にも使うようになった。

ジェネリックに手応えを感じた彼は、医師と患者向けに、ジェネリック利用の手引きを作った。この『処方薬ハンドブック』(これについては第十章で詳しく述べる)は、一九六七年に発行されると、またたく間にベストセラーとなり、第四版まで版を重ねた。上院議員のネルソンやエドワード・ケネディにも賞賛され、『ワシントン・ポスト』紙の書評はそれを、「社会活動家ラルフ・ネーダーの著書『どんなスピードでも自動車は危険(Unsafe at Any Speed)』[7]が自動車産業を揺るがしたように、本書は製薬業界を揺るがすだろう」と紹介した。もっとも、『ワシントン・ポスト』紙の書評は、同じ年に出たジェネリック薬に関する別の本も取り上げた。マーガレット・クライグの『闇市場の薬〔Black Market Medicine〕』だ。それは暗い推理小説のような筆致で、医薬品の模造にまつわる裏世界を暴いた。『ニューヨーク・サンデーニュース』もこの作品に注目し、「アプトン・シンクレアの『ジャングル』〔不衛生きわまる食肉業界の実態を告発した〕以来の、米国の悪の最もショッキングな調査記録」と評した。[8] クライグから見れば、ジェネリックは解決策どころか問題の種であり、現代医学の深部に潜む、暗く醜い秘密の一部だったのだ。彼女は、ジェネリックメーカーの系譜を、危険で違法な偽薬の長い歴史に結びつけた。ジェネリックは小ぎれいに包装した不正医薬品にすぎない、というのがその言い分だ。[9] ジェネリックメーカーの暗部に切り込んだクライグの著作は、PMAの広告活動と共鳴した。PMAはブランド薬メーカーの有力なロビー団体だ。[10] PMAも一九六七年にジェネリックに関する小冊子を出したが、そのタイトル『匿名薬?』(図2)が、すべてを物語っている。曰く、ジェネリックは匿名だから危険だ。評判の良い企業のマークが示されていないというのは、品質、純度、効能を示す

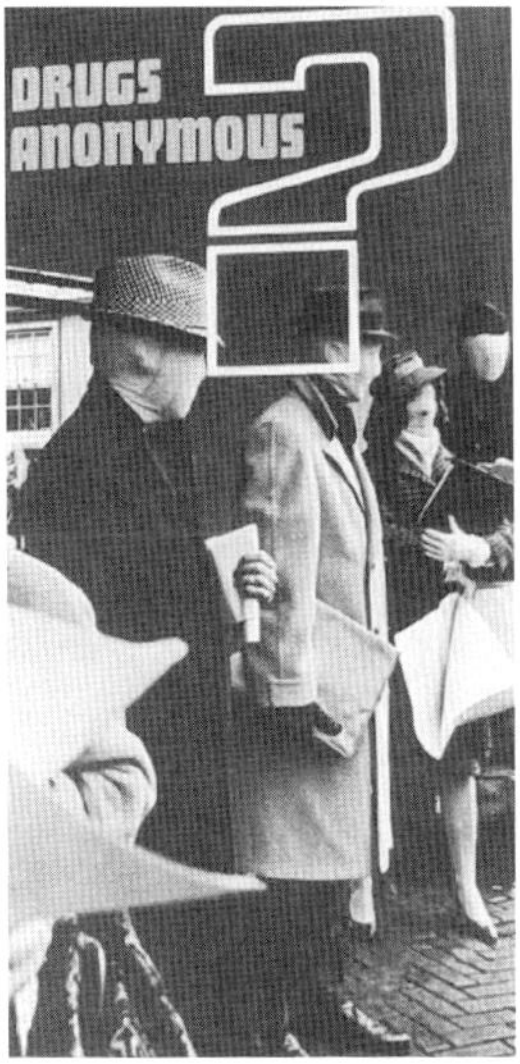

図2　『匿名薬?』はPMAが配布したいくつもの冊子の一つで、ジェネリックの安全性と効能に疑問を投げかけている。
『Drugs Anonymous?』、ワシントンDC、全米医薬品協議会、1967年

ものが無いということだ。ジェネリックメーカーは、純度の劣る安い原料を使い、管理が行き届かない不潔な環境で手抜きして使った薬を包装している。このような企業は匿名で販売するために、問題が起きても悪者にならずにすむ。むしろ、ジェネリック市場は「品質に気を配っても報いられることはない」と示すことで、一種の道徳的危険《モラルハザード》を推し進めている。(11)道徳的にも経済的にも物理化学的にも、ジェネリックは粗悪な薬に等しい――。

匿名の粗悪な医薬品の危険性を一般市民に教えることは、一九五三年に設立されたNPCの使命でもあった。NPCは一九五〇年代前半に急速に力をつけ、州レベルで数々の成功を収めた。その結果、「医師が処方したブランド医薬品以外、薬剤師は調剤してはならない」とする法案が四〇州で次々に可決された。これらの法律の内容と機能については第八章で掘り下げる。ここでは、NPCはジェネリックを排除するための恐怖キャンペーンを州レベルでも国レベルでも成功させた、と述べるだけで十分だろう。NPCが作成した冊子、文書、雑誌、広報資料は、ジェネリックを当世のインチキ薬として描いていた。(12)

米国食品医薬品局（FDA）が設立されたのは二〇世紀だが、そのはるか以前から粗悪な薬は存在し、国、州、市町村レベルで規制が進められていた。『米国薬局方』の初版が制定された一八二〇年、ドイツ生まれの化学者、フレデリック・アークムは、不純な食品や薬を告発する著作、『食品の混ぜ物処理および調理の毒物』を発表した。この本は、「安い食べ物と薬は結局高くつく」と、消費者に警告した。一九世紀半ばのニューヨークでは、公衆衛生を改革しようとする人々が、混ぜものをした「粗悪牛乳」事件を取り上げ、「公衆衛生の担当部局が定期的に食品を検査する必要がある」と訴えた。

外国製の粗悪な薬への懸念も広がり、一八四八年には医薬品輸入法がすんなりと成立した。この法律は、一九〇六年に純正食品・医薬品法が誕生するまで、医薬品に関して最も重要な連邦法だった。現在、FDAが内容表示によって医薬品と医療機器の有効性を保証していることは、昔も今も粗悪品は関係当局が規制するしかない、という現実を語っている。またその内容表示は、FDAが創設されたのがパッケージに内容や効能が正確に書かれているかどうかを確認するためだったことを、わたしたちに思い出させる。(13)

しかし、FDAが創設された後も、粗悪な医薬品への懸念は払拭されなかった。その不安は、二〇世紀に医薬品が量産されるようになり、医薬品市場が拡大するにつれて、ますます高まった。調剤される場所が消費者から遠ざかったこともその一因だ。一九三九年の時点でも、米国の処方薬の七五パーセントから八〇パーセントは、地元の薬屋の奥で、薬剤師が調剤していた。しかし、第二次世界大戦を境に、米国の製薬業界は化合物の調達から製剤までを統合し、包装済みの医薬品を薬局に売るようになった。薬剤師は、医薬品を最終的に仕上げる専門職から、(ストック用の)大きなボトルに入った丸薬を数えて、(処方用の)小さなボトルに入れる、機械のような存在になった。一九五〇年代末には、処方薬の七五パーセントから八〇パーセントがそのように扱われるようになった。(14)

旧来の製薬会社は、大量消費市場の登場に伴って、医薬品の標準化が進むことを歓迎したが、薬が近くの薬屋ではなく遠くの工場で生産されるようになるにつれて、その偽造にまつわる新たな不安が、実際問題としても、モラルパニックとしても、浮上した。(15) メルク社のCEOジョン・ホランは、不正医薬品は一九六一年までに「米国の一大地下ビジネスになっていた」とニューハンプシャー州薬剤師会に報告した。研究を土台として垂直に組織されるメルク社は、一九六一年初頭に、偽造薬騒動を初めて経験した。「我が社のシンボルが刻印された錠剤が、ニュージャージー州ホーボーケンの、言葉にできないほど汚い倉庫の屋根裏で発見されたのです。医師の皆さんなら、医薬品の大がかりな偽造が、誠実を旨とする業界をどれほど揺さぶり、また、市民や医療の専門家にとってどれほどの脅威になるか、容易に理解できるでしょう」[16]。もっとも、薬の偽造と模倣《コピー》は、まったく別物である。偽造者は、ブランド医薬品を模造した薬を不正に生産し売っているが、模倣者が売るのは、合法的に生産した薬であり、ただ、ブランド薬と同等の効能があると言っているだけのことなのだ。しかし、一九五〇年代のNPCの冊子は一貫して、「偽造者と模倣者」をひとくくりにしていた。薬学雑誌や医学雑誌の記事は、「違法な操業」で短期間に莫大な利益を挙げる「模造薬を生産するうさんくさい工場」について詳しく報じた[17]。

一般向けの雑誌の記事も、偽薬と低コストの模倣薬の区別が曖昧だった。一九六〇年に雑誌『パレード』は他に先駆けて、薬の偽造を暴露する記事を掲載した（図3）。その記事は、当時、一億五〇〇〇万ドル規模と推定されていた「ゾンビ」医薬品市場におけるマフィアの役割を追ったものだが、中小の製薬企業を総じてゾンビであるかのように語った。曰く、「ゾンビ医薬品メーカーの大半は小規模で、合法的なビジネスを隠れ蓑にして、有名な薬の偽薬を生産している。工場は狭く、きわめて不衛生で、製品が汚染されていることも珍しくない」。調査ジャーナリストは不正行為を暴くために、一般名のついた医薬品を作る小規模な工場で張り込みをしたり、警察の手入れに同行したりした。そんな小規模な会社のなかに、メルク社が苦情を申し立てていたニュージャージー州ホーボーケンのジエネラル・ファーマカル社があった。あるジャーナリストによれば、ジェネラル・ファーマカル社の研究所には「泥がこびりついたオーヴン、汚れたカウンター、時代遅れのシンク、汚らしい圧縮と調合の機械があり、そこかしこをゴキブリが這い回っていた[18]」。読者も体験談や恐怖を『パレード』誌に投稿した。「おがくずで作った「ビタミン剤」や、チョークの粉や小麦粉を固めただけの「特効薬」などの偽薬に蓄えを浪費するな[19]！」。その薬が、ブランド薬として売られているか、一般名の医薬品

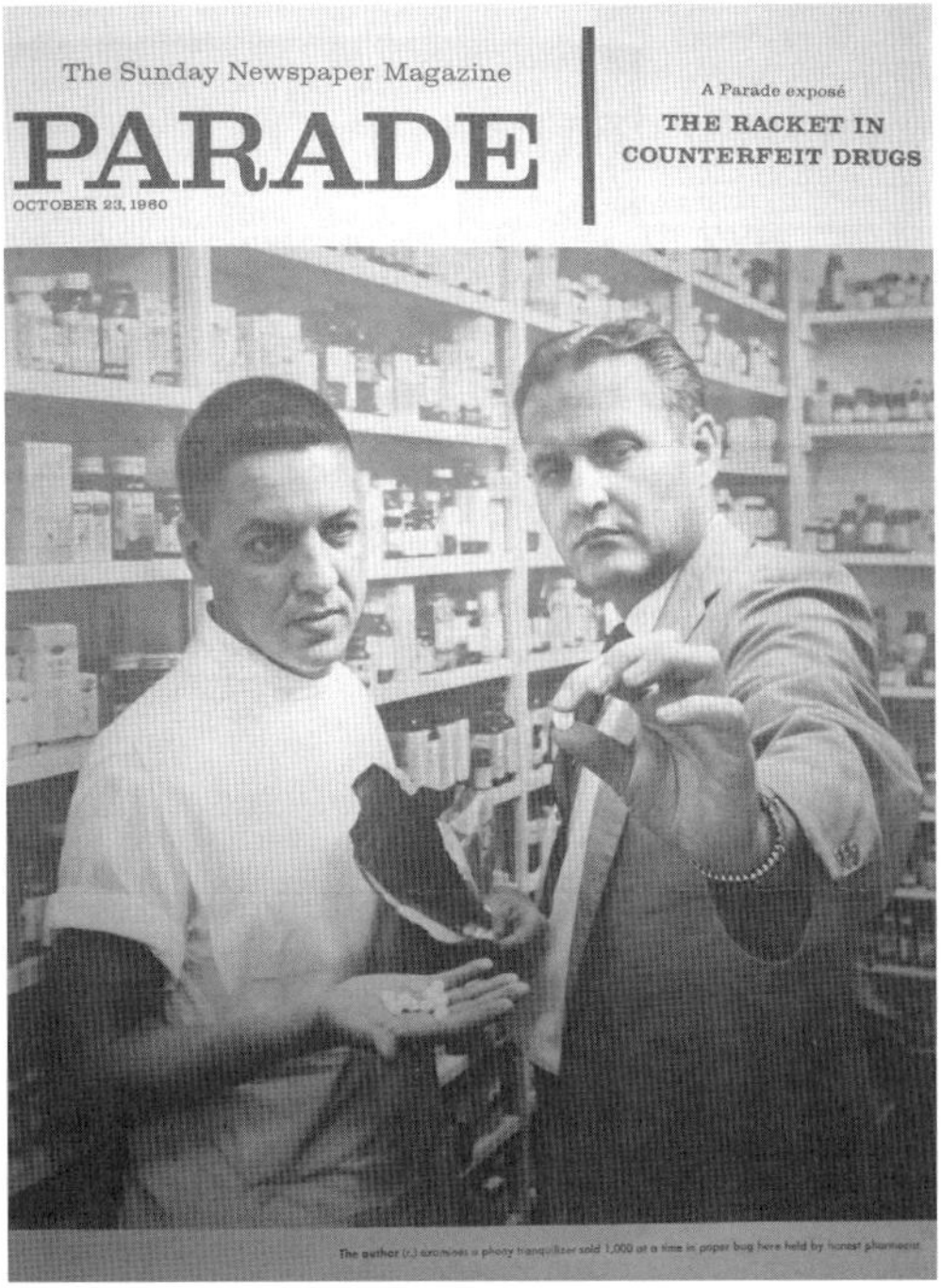

図3　1960年代初めに偽薬の問題を世間に広める『パレード』誌表紙、1960年10月23日号

として売られているかは関係なかった。つまり、偽造品も模倣品も、等しくインチキな薬と見なされたのだ。

これに対して、キーフォーヴァー率いる反トラスト小委員会の弁護士ルシル・ウェントは、メルク社のような企業は偽薬の問題を喧伝して、違法であれ合法であれ、特許切れの薬のコピー品すべてを怪しく見せかけようとしているのではないか、と疑った。「業界が案出した「偽造」という表現を使うのをやめれば、わたしたちの意図が明らかになるはずです」と、ウェントは一九六一年初めに、メモで小委員会のメンバーに注意を促した。「大手製薬会社は「偽造」という遠回りな表現を用いて、自社の商標が不正に使用されていないか、政府機関に監視させようとしているのです」[20]。しかし、その一ヶ月後、全製薬会社に登録を義務づけることをＦＤＡに提案したキーフォーヴァーは、規制が必要なわけを説明するのに、相変わらず偽造のイメージを用いた。「新たな製薬会社を興すにはＦＤＡの承認が必要だとわたしが考えるのは……きちんとした設備もない怪しげな会社が操業している状況を一掃し、隔年で検査すべき会社をＦＤＡに知らせるためです。きちんとした設備を持たない会社が、処方薬生産ビジネスに参入するというのは、個人的には認められません」[21]。しかし、この承認制度が施行された後も、一九六〇年代を通して、薬が偽造される恐れは払拭されなかった。処方薬の市場、とくにダイエット薬、鎮痛剤、アンフェタミンをベースとする「覚醒剤」の市場が拡大するにつれ、大小の犯罪組織が侵入するチャンスが増えたからだ。

闇市場の医薬品

調査ジャーナリストのマーガレット・クライグが登場したのは、粗悪品への懸念が高まり、模倣品が爆発的に増えた時代だった。彼女は、盗聴器とピストルで武装するFDAの覆面調査官のメンバーだった。元モデルで、後の告白記事「医薬品探偵界のマタハリ」では、魅力的な女性として描かれた。[22] その著書、『闇市場の薬』は、マフィアが牛耳る闇世界を刺激的に描いた作品だ。そこでは、すべてに裏があるように描かれた。正義の味方であるはずのFDA調査官をはじめ、化学者、薬剤師、製薬会社、医師など、すべてがコピー薬という裏社会の利益に与っているかのように。

クライグの盗聴テープからわかるように、一九六〇年代半ばまで、医薬品の偽造にマフィアが絡んでいたのは疑いようのない事実で、それも、デキセドリン（アンフェタミン）やセコナール（バルビツール酸塩）といったレクリエーション・ドラッグだけでなく、オリナーゼ（トルブタミド）やディウリル（クロロチアジド）といった糖尿病や高血圧の薬の偽造にも関与していたのだ。裏社会のボス「ザ・カメレオン」が牛耳る正体不明の「ザ・グループ」が、一般名の薬を製造するメーカーを表看板にして、『パレード』の記事が暴露したような、閉ざされた扉の向こうの不潔な環境で、営業時間外にブランド医薬品を偽造している、とクライグは書いた。

だが、どういうわけか『闇市場の薬』では、かつてキーフォーヴァーが後押ししようとした、一般名の薬を売る「中小の製薬会社」が、一九五〇年代にエステス・キーフォーヴァーが標的にした二者、つまり、不正に儲けている処方薬業界とマフィアに変貌した。ジェネリックにマフィアが関与したという根拠は、たいていのジェネリックメーカーは原材料をイタリアの製薬会社と化学企業から入手しているという観察だけだった。実のところ、イタリアから輸入したのは、イタリアの知的財産権の法律で守っているのが製法であって製品ではなかったので、イタリアの企業は特許で保護された化学物質を自由に生産することができたからだ。このイタリア－米国間の商取引は合法的なものだったが、イタリアとのつながりは、ジェネリックの生産をマフィアが取りしきっているような連想を抱かせた。クライグは、偽造品を扱う闇市場と、ジェネリックの生産を取りしきる不透明な市場をほぼ同一視した。曰く、――ジェネリック業界を構成するのは、流動的な「怪しげな」会社がほとんどで、それらは、ある場所で怪しげな薬を少々生産したら、解散して別の場所でまた店開きする。新しい会社の情報がＦＤＡに届いても、その検査が入るのは早くても数年後だ。抜け目のない怪しげな会社は、一見合法的な会社を設立し、検査が入る前に解散するという手口を使った――。

斜にかまえたこの視点から見れば、特許切れの薬を生産する会社は、数人の悪人が偽薬を作る場所というだけでなく、病んだ大規模なシステムの一部として、さらなる偽造を誘発する恐れがある。「誰もが合法的な薬を違法な価格で欲しがる」と、クライグは商業ジャーナリストのアーウィン・ディ・シアンの言葉を引いた。「この不可能な要求が、偽薬をはびこらせる温床になっている」。安いブランド薬などというものは存在しないので、自ずと偽薬の市場が栄える、というのだ。ディ・シアンはジェネリックと偽薬のつながりを、逆の視点から次のように説明した。「ジェネリックメーカーの大半は偽薬メーカーではないとしても、偽薬を作る会社のほぼすべてがジェネリックを作っていることを、いったいどれほどの人が知っているのだろう」[23]

『闇市場の薬』の警告は、ジェネリックメーカーはどれもこれも、ろくな設備もないインチキな粗悪品メーカーだと消費者に思わせたいブランド医薬品業界の思惑と一致した。ＦＤＡと初期のジェネリックメーカーとのやりとりの記録を見ると、ジェネリックに対するそのような見方が製薬会社から薬局へ、医師から消費者へ、またたく間に浸透していったことがわかる。例えば、次に紹介する手紙は、一九六六年にフィラデルフィアの薬剤師からFDAに送られたものだ（この書簡はワイス社のペニシリン製品「ペンヴィーK」販促用の便箋にタイプされていた）。

関係者各位

わたしは大学を卒業したばかりの薬剤師で、パートタイムで地元の薬局に勤めています。

今日、医師が処方したプレドニゾロン五ミリグラム錠を補充しました。錠剤二〇錠のうち三錠に異常が見つかったので、お送りします。この「薬」に腹を立てている理由を説明します。わたしの職務はメルク社の品質管理検査です。すべての製品の品質を維持するために社員がどれほど努力しているかわかっていますし、ほかの大手製薬会社も同じだろうと思います。であるにもかかわらず、この「まがいもの」が混ざっていたのです。正体は次のとおりです。

この製品は、プレドニゾロンUSP五ミリグラム錠と同じとされている。

製造元はアバディーン製薬（Aberdeen Pharmacals Corp.）

ニュージャージー州イングルウッド

ロット番号　3593

よろしくお願いいたします。

K E

追伸　上司がこんな安物の粗悪品は買うはずがないとわかっていますが、とりあえずお知らせしておこうと思いました。[24]

ジェネリックを粗悪品と結びつける傾向はその後も続き、一九六〇年代後半から七〇年代のジェネリックに対する業界と専門家による攻撃にもそれは見られる。消費者は安い薬を買うことでリスクと危険を背負い込み、また、危険をいとわない起業家をさらなる競争に追い込んだ。（第一章で定義したように）匿名性を特徴とするジェネリックメーカーは、その匿名性ゆえに、二〇世紀半ばまで処方薬市場の軸になっていた「評判」の力を奪ったのだ。それまで企業は、自社製品の評判ひとつで、栄えもすれば滅びもしたのだが。

一九六九年、AMAの薬事審議会のトップであるジョン・アドリアーニは、ラジオ番組に出演し、ジェネリックを処方するメリットについて語った。ジェネリックによって、医師も消費者も、食料品店で「オートミールを選ぶように」、薬局で合理的な選択ができる、とアドリアーニは主張した。「オートミールはオートミールです。ケロッグ社の製品であっても他社の製品であっても大した違いはありません」[25]。数日のうちに反論の手紙が続々と届いた。その中に、「一患者」と署名した手書きの手紙があった。それはアドリアーニに対して、「医師としての資質を疑う」と激しく抗議し、こう続けた。「オートミールとはよくも言ったものだ。あなたの言う通りにしたら、腕のいい医師が、たちの悪い薬を使って、患者を死に追いやることになりかねない。オートミールとはね。因みに、わたしがいつも買うのはクエーカーのオートミールだ。あなたもきっとそうだろう。そうでなければ、あなたにはマッシュ〔トウモロコシ粥〕がお似合いだ。虫入りで、栄養がまったくなくて、まずくて、調理に三時間かかって、腹ぺこの子供でも床に投げ捨てるあのマッシュだ(26)」。この手紙は、AMAとFDAが保管している他の消費者からの手紙と同じく、医薬品や消費財の世界において、匿名性は粗悪と同義だと言わんとしていた。

一九六〇年代後半、米国ではブランド信奉が高まっていた。そんな時代にアドリアーニがなぜ、オートミールや自動車のタイヤ、食洗機（彼が引き合いに出した例のいくつか）といった喩えを持ち出せば、ジェネリックをより好ましいものにできると考えたのかはよくわからない。しかしやがてアドリアーニだけでなく、医師、薬剤師、製薬業界の人間も、どうすればジェネリックという言葉がいい意味になるだろうか、と知恵を絞るようになる。

第四章　控えめな業界の起源

ジェネリックはあちこちから湧き出ていて、医薬品業界の温泉のようだ。
『週刊薬事ニュース』一九六七年三月一三日号

一九六七年に開かれたゲイロード・ネルソンの公聴会において、米国薬剤師会（APhA）の新会長ウィリアム・アップルは、「医薬品の「商標の世紀」は終焉に向かっている」と予言した。[1] その公聴会は、ジェネリック業界の台頭を受けて、医薬品業界の競争について意見を聴取するのが目的だった。アップルは、居並ぶ上院議員、側近、ジャーナリストを前に、今後、消費者志向の合理的な治療システムを築いていくには、代替可能な薬がカギになる、と述べた。「ジェネリックという言葉はいつも悪い意味、邪悪な意味で使われてきましたが、薬を何と呼ぼうと、それが品質の保証にはならないことを、ついに認める時がきたようです。商標、つまり名称に意味は無く、品質こそが重要なのです。だからこそ、医師や薬剤師は、ジェネリックの利用に強い関心を寄せるのでしょう」[2]

アップルはジェネリックの利点を説いた。彼はジェネリックの匿名性を、排除すべき（粗悪な薬というリスクとしてではなく、重視すべき（消費者の利益になる）価値と見ていた。そして、AMAのジョン・アドリアーニや、ハーバードの医師で薬理学者のリチャード・ビュラックといった「ジェネリック支持者」とともに、匿名性イコール粗悪という図式を覆そうとした。そのために彼は、生産者と消費者の距離が広がっている当時の状況ではなく、将来ジェネリックが安全性と効能の基準を満たした場合に期待できる、費用対効果の大きさに焦点を当てた。

一群の製薬会社が、粗悪品、偽造品、コピー品という汚名を返上し、ジェネリック業界のメンバーとしての新たなアイデンティティを育むには、どのような条件が必要だったのだろう。「ジェネリック業界」を自称する業界は、医薬品市場が遂げた三つの変化から生まれた。その変化とは、知的財産権制度の変化、薬効に関する規制を定める州の役割の変化、そしてケネディ政権からリンドン・ジョンソンの「偉大な社会」にいたる時代の、医薬品流通に連邦政府が果たす役割の拡大である。

まず、この業界が誕生し得たのは、一九六〇年代に医薬品の知的財産権の環境が大きく変わったからだ。当時、一九四〇年代から五〇年代に続々と誕生した「特効薬」の特許が切れ始めた。一九七〇年代後半に金融アナリストは、ジェネリック業界という枠組みでの報告を発表するようになったが、彼らはその業界の起源を一九六七年とした。この年に、医薬品が一九五〇年以前に取得した特許の、一七年の存続期間が終了したのだ。その後も毎年、続々と薬の特許が切れた。その正確な日付は重要ではない。重要なのは、一九四〇年代、五〇年代に生まれた特効薬の特許が一九六〇年代に切れたので、売れ筋の定番薬のコピーを、新興の製薬会社が合法的に作れるようになった、ということだ(3)。

もっとも、戦後に生まれた第一世代の特効薬の特許が切れたことが、ジェネリック業界の隆盛に欠かせない条件であったとしても、業界にとって強い追い風になったのは、キーフォーヴァーの公聴会のおかげでこの分野に世間の関心が集まったことだった。例えば、かつてオハイオ州立大学でマーケティングを教えていたハーマン・C・ノーレンは、公聴会をビジネスチャンスと見なした。当時ノーレンは、国内最大手の医薬品卸企業、マッケソン&ロビンス社の社長を務めていた。同社は数十年にわたって医薬品を販売してきたが、生産はしていなかった。一九六一年、ノーレンは、今後マッケソン&ロビンス社は医薬品の生産にも手を広げ、「ジェネリック」医薬品メーカーになる、と発表した。これがキーフォーヴァー小委員会の目にとまった。一九六一年一二月、キーフォーヴァーは医薬品業界を全面的に改革する法案を提出し、続いてノーレンを召喚した。

キーフォーヴァーが特に知りたかったのは、マッケソン&ロビンス社が着手した新しいジェネリックプログラムのことだった。ノーレンはこう答えた――他ならぬキーフォーヴァーの薬価に関する公聴会がきっかけとなって、ジェネリックの需要が生まれたのです。マッケソン&ロビンス社はその需要に応えるべく、新業態のビジネス、すなわち、ジェネリックビジネスを始めようとしているだけです。「ジェネリックを求める顧客の声に応えるために、マッケソン・ブランドの薬を生産して販売するというのは、わが社のビジネスコンセプトに完全に合致しています」(4)

キーフォーヴァーの公聴会が世間の注目を集めたことが、ジェネリック市場の創設を後押ししたのに加えて、一九六二年に施行されたキーフォーヴァー＝ハリス医薬品改正法には、図らずも、ジェネリックの流通を国レベルで保護するという効果があった。一九六六年、因襲打破に燃える米国食品医薬品局（ＦＤＡ）の新長官ジェームズ・ゴダードは、医薬品の有効性を改めて審査することにした。その対象には、一九六二年以降に開発された医薬品だけでなく、それ以前にＦＤＡが承認した医薬品も含まれた。米国科学アカデミー（ＮＡＳ）と学術研究会議（ＮＲＣ）の協力を得て進められたこの大規模な取り組みは、当初意図していたよりはるかに大きな影響を及ぼすこととなった。

一九六六年の薬効評価（DES）と一九六九年の薬効再評価（DESI）は、一九三八年から六二年までの間にFDAが承認したすべての医薬品の効能を審査するためのものだった。薬効がないとされた薬にとってDESIは、医薬品市場の幅広い領域で進む容赦ない改革の幕開けを意味した。しかし、薬効を認められた薬にとっては、効能の科学的裏付けと、国からのお墨付きを意味し、その医薬品をコピーしたジェネリックも等しくその恩恵を受けた。[5] 一九六二年までにFDAが承認した薬のいくつかはすでに特許が切れており、その後も毎年多くの特許が切れるので、ジェネリックにとってDESIはひときわ意義が大きかった。

ところが、DESIが始まってから、FDAはそのシステムの無駄に気づいた。ジェネリックとはつまり、はるか昔に承認され、一七年間以上流通し、ついに特許が切れた薬のコピーだ。それらに再度、新薬承認申請（NDA）を提出させるのは、経済的に無駄だし、倫理上も望ましくない。[6] そう考えたFDAは一九六九年に、特許切れの薬のコピーを生産する企業は、後発品申請（ANDA）のみ提出すればよいとした。すなわち、『薬局方』にのっとって先発薬と化学的に同等であること、不純物が混入しておらず、先発薬と同等の有効成分を摂取できることを証明できればそれでよい、としたのだ。この措置は、ジェネリック業界にとって参入障壁を低くすると同時に、DESIが効能を認めた医薬品の市場に、ジェネリックメーカーが入り込む余地をもたらした。

最後に、一九六五年以降、医学、一般、政策の各領域で、ジェネリックをめぐる議論が過熱した背景には、同年にメディケア〔高齢者向けの公的医療保障制度〕とメディケイド〔低所得者向けの公的医療保障制度」が創設され、連邦政府と州政府が、その医薬品代を負担するようになったという事情がある。その公的制度の影響で、安い薬が広く利用されるようになると、他の業界の企業も、ジェネリックビジネスに続々と参入するようになった。一九六六年一月に『ヘラルド・トリビューン』紙の日曜版はこう報じた。「ジェネリック販売が今後どのような流れになるにせよ、現在、多くの企業が我先にとこの潮流に飛び込んでいるのは事実だ。つい先週も、主にソフトドリンクを販売するコット社が、「全領域の」ジェネリックを販売するための部門を創設した、と発表した。メディケアで一儲けするつもりらしく、同社はその部門を「メディキュア」と名づけた」(7)。一九六〇年代末までに、年間約五億ドルもの政府の金が、処方薬に支払われるようになった。ジェネリックを支持する人々は、ブランド薬からジェネリックに替えれば、年間一億ドル以上の税金の節約になる、と主張した(8)。

民間部門の「引く力」と公共部門の「押す力」は、市場と政策を、ジェネリックの成長を支える方向へと動かした。ジェネリックの賛成派も反対派も、一九六〇年代にジェネリックが台頭したのは、歴史的に見れば、こうした広範な経済的力と政治的力の当然の結果だという点で意見が一致している。だが驚くことに、ジェネリックメーカー自体が果たした役割を検証したアナリストはほとんどいなかった。ジェネリック業界の成長は、米国の医薬品業界の自然な経済サイクルの一部と見なされていた。つまり、新薬の特許が切れたので、コピー品が市場に出回るようになったのだ、と。しかし、現在ジェネリック業界と呼ばれているものは、自然に登場したわけではない。その歴史がほとんど語られてこなかったのは、ジェネリックメーカーが――その会社が売る製品同様――自らの存在を、世間にほとんど売り込んでこなかったからだ。しかし、ＦＤＡに保管されている文書、政策の要約、取引報告書、一般誌、マーケティング資料を用いて、その業界が発展した過程を再現することができる。

処方薬からジェネリックに移行——プレモ製薬

プレモ製薬（Premo Pharmaceutical Laboratories）社長のシーモア・ブラックマンは、一九六〇年にキーフォーヴァーの小委員会に召喚された際に、自社は伝統的な「処方薬メーカー」だと述べた。イーライリリー社、メルク社、ファイザー社、スクイブ社などの大企業が二〇世紀前半にしていたように、プレモ社は医薬品を非専売名で売った。(9) PMAに所属するそれらの大手企業ほどの知名度はなかったが、大手と同様に、同社の製品はAMAの薬事審議会のお墨付きを得て、ダーワード・ホールの米軍医療補給機関の厳しい検査をパスしていた。(10)

多くの有名なPMA企業と同じく、プレモ社も、自分が調合した薬をより広い市場で売ろうとする一人の薬剤師によって設立された。ニューヨーク市のレキシントン街と九七丁目の角にあったセオドア・A・ブラックマンの薬局がその始まりだ。この店で、ブラックマンは非専売名の薬を調合し、売っていた。彼は薬剤師として、あるいはセールスマンとして、あるいはその両方で優秀だったらしい。薬はよく売れて、やがてパークプレイスに店を構えることができた。ビジネスは繁盛し、拡大した。ブラックマンの息子シーモアが成人して、家業に加わり、一九三三年にはブロードウェイ沿いの店舗五軒をつなげた大きな工場に移転し、社名もプレモ製薬に変えた。それから数十年でまた成長し、ニュージャージー州ハッケンサックのさらに広い工場に移った。(11)

他の処方薬メーカーが研究開発に投資し、特許で保護された新薬から利益を得始めていたときに、プレモは生産、流通、保管、品質管理に投資した。[12] 一九四三年には最新の生産設備を以下のように自慢している。

光り輝く広々とした空間に最新の機器が備わっています。プレモの名を冠した高品質の製品を生産し、備蓄し、流通させるためのものです。生産はすべて、我が社の分析研究室の厳しい管理のもとに行われています。研究室が承認しない原材料が生産部門に持ち込まれることはなく、製品はすべて我が社の厳格な基準によって試験され、その基準を満たした証として管理番号がふられます。番号がついていない製品が完成品の在庫に加えられることは決してありません。このような完璧な管理システムに加え、全国的に有名な独立研究機関による分析とバイオアッセイ（生物学的試験）も受けています……我が社の製品は、政府のどの基準よりもはるかに厳しい試験をクリアしたものだけが販売されているのです。[13]

ＦＤＡの検査官は、プレモの衛生と品質管理への投資を賞賛し、ブラックマンは、この投資ゆえに我が社は、安い製品を作る他の会社とは違う、と自負していた。[14] 一九六〇年にキーフォーヴァーの小委員会で証言を求められたとき、彼は、ジェネリックはすべて同じではないと主張し、粗悪品のリスクについて注意を促した。ジェネリックを販売する他の会社は、プレモ社と違って、「納屋で調合しながら、連邦政府の基準に合格することもあり得ます」と述べた。そして、我が社の製品はジェネリックですが、プレモという商標がついています、と忘れず言い添えた。[15] また、プレモ社はジェネリックメーカーを自任していたが、研究開発をしていないわけではなかった。すでにいくつか特許を取得しており、エアロゾル化したペニシリンという革新的な商品を市場に出そうともしていたが、それも含め新薬の販売はまだ軌道に載っていなかった[16]。

プレモ社は新たな形態の企業（すなわち、ジェネリックメーカー）を自称したわけではなく、また、商標と特許指向という戦後米国の医薬品業界の性質とそりが合わなくなった古い形態の企業（処方薬メーカー）を自称したわけでもなかったが、キーフォーヴァーの公聴会の後、状況は一変した。同社に好意的な記事が続々と書かれ、また、いくつもの病院の医長と薬局長から同社とFDA宛てに、「大幅に節約するためにジェネリック」を購入したいという手紙が届いた。同社は公聴会の記録の写しを販促資料として潜在顧客に送り始めた[17]。さらに、前にもまして積極的に、特許が切れた薬の生産に乗り出した。アップジョン社のドル箱商品である糖尿病治療薬トルブタミド（商標オリナーゼ）のコピー品の生産許可を早々と申請し、ほかの薬についてもそうした。一九六六年には、同社が病院や薬局に送るセールスレターには、はっきりと「ジェネリック」を生産していると記されていた[18]。

別の言い方をすれば、プレモ社は、ジェネリック市場が目に見えて拡大してきたので、一般市場でも公的な市場でも、ジェネリックへの進出を加速したのだ。しかし、ジェネリックと呼ばれるものを安く生産しようと生産設備を拡張するにつれて、品質管理が疎かになっていったことが、FDAの検査記録からわかる[19]。また、一九七〇年代後半の同社の表現を拝借すれば、プレモ社は「ジェネリックのパイオニア」になったが、かつて遵守していたFDAの規則を破るようになった。オリナーゼ、リビュラックス、ダイヤベニーズなどの人気薬のジェネリック製品を、規制当局の承認を得ないまま販売するようになったのだ。なぜなら儲けが、罰則というリスクに勝ったからだ[20]。

ラリーとボブと一緒に浴室で薬をつくろう――ボラー製薬

プレモ社が最後の処方薬《エシカル》メーカーから、最初のジェネリックメーカーに変身した話は、ジェネリック業界の起源を語る物語のひとつにすぎない。ボラー社も、一九六〇年代後半にジェネリックメーカーを自称するようになったが、同社が小規模な製薬会社から、ジェネリックメーカーになるまでの軌跡は、少々倫理《エシカル》に欠ける。進歩主義時代〔米国で政治と社会の改革が進んだ一八九〇年代から一九二〇年代を指す〕にルーツをもつプレモ社と違って、ボラー社は一九五八年に誕生した。製薬業界の経験を持たない二人のブルックリンのビジネスマン、ロバート・シュルマンとラリー・ライスフェルドが起業したのだ。ボブ（Bob）とラリー（Larry）の最初の数文字をとって命名したボラー（Bolar）という社名から、二人の気楽な協力関係がわかる。

プレモ社の幹部と違って、シュルマンとライスフェルドは、ＦＤＡの承認を得るどころか、報告もしないまま、製品を販売していた。しかし、一九五九年から六三年にかけて、ＦＤＡの査察が入り、狭苦しく不適切な生産設備が露呈したため、渋々、規則に従った。ＦＤＡによる最初の査察の結果は、『パレード』誌に掲載されたファーマカル社の不愉快な写真を彷彿させるものだった。環境は最悪で、「ゴミゴミした建物の中で生産管理も研究管理もなされないまま操業していた」。一九六三年と六六年に、裁判所から差止命令が出され、人気の高い抗不安剤のメプロバメートの販売が禁じられた。二度目の差止命令の後、同社はようやく、老朽化した建物からニューヨーク州コペーグの新築の建物に引っ越した。ＦＤＡはこの移転先について、錠剤の生産に適した設備だと不承不承、認めている[21]。この頃、社長のライスフェルドは、宛先に「ＦＤＡ」とだけ記した、丁寧な、しかしミスタイプだらけの依頼状をＦＤＡに送った。

関係者各位

わたしはＰＥＴＮ（四硝酸ペンタエリトリトール）の錠剤を生産しています。一〇mg配合錠、二〇mg配合錠があり、一〇mg錠にはフェノバルビタールを四分の一gr、二〇mg錠にもフェノバルビタールを四分の一gr配合しています。

このどちらか、あるいは両方に、ＮＤＡが必要でしょうか。もしそうであれば、該当する書式を送ってください。わたしは両方ともラルベ（lable）表示しないまま、造製（amke）していますが、医師へ売る時には「注異（Catuion）：連邦法により、処方箋によらない投薬は禁じられています」との注意書きを添えています。

迅速な回答を頂ければ幸いです。この二つの錠剤は当社の首力（principle）製品ですから。(22)

字面通りに受け取れば、ライスフェルドは、処方薬を合法的に売るために必要な承認プロセスについてまったく知らなかったようだ。しかし、うがった見方をすれば、彼はまぬけのふりをして、当局の許可を得ないまま、できるだけ長く生産し続けようとしていたとも考えられる。

一九六九年、より厳しくなったＦＤＡの査察の報告書では、ボラー社は「製品の大半はアンフェタミンとビタミン剤で、ごくわずかに精神安定剤を製造するジェネリックメーカー」だとされている。(23)その頃、同社の医薬品のうち、二つだけ（いずれも、四硝酸ペンタエリトリトールの血管拡張剤）がようやく、ANDA経由でFDAの正式な承認手続きに入った。しかし、コペーグの新しい工場も、当初の約束を満たすものではなく、新工場に移って三年以内に、ボラー社の製品は三回、回収された。効能、含有均一性、崩壊の試験で不合格になったのだ。一九六〇年代後半を通してFDAは、ボラー社の製品は品質が劣り虚偽表示されている、と批判し、法的な締めつけを続けた。(24)

これは二重の意味で皮肉だった。FDAと米国科学アカデミー－学術研究会議(NAS－NRC)は、DESIによって薬効がないとされた医薬品のリストを初めて公表したが、そのうちの一つは、四硝酸ペンタエリトリトールだった。ボラー社にとってそれは、唯一、FDAの承認を得て販売している医薬品だった。その販売許可が取り消される恐れが出てきたため、CEOのシュルマンは、FDAの医薬品部門の責任者であるヘンリー・シモンズに手紙を書いた。それは、DESIがどの薬を「薬効あり」、つまり販売してよいと判断したのかを教えてほしい、と嘆願するものだった。それがわかれば、ボラー社はより生産的な方向で、承認を得る作業に注力できる、と言うのだ。ボブはタイピングがラリーよりはるかにうまく、文章も整っていた。「当社は零細なジェネリックメーカーです。最近のNAS－NRCによる審査とそれに基づくFDAの措置を鑑みて、自社のラインナップを見直したいと考えております。つきましては、少々、御助言を頂ければと存じます。評価の対象になった薬の一覧と、その薬がどのカテゴリー(効果あり、効果なしなど)に分類されたかという情報を頂けますでしょうか。それがわかれば、当社は効果のない製品を廃止し、効果のある製品に注力することができます」(25)

ボラー社の素性は怪しいものだったが、一九六〇年代におけるFDAとのやりとりが向上していくのを見ると、そのような会社でも、新しい規制・制度に取り込まれていったことがわかる。国が医薬品の効能にお墨付きを与えるようになり、また、新たな市場というニンジンが鼻先にぶらさげられたのだから、それも当然だろう。ANDAとNAS－NRCによる薬効の審査は諸刃の剣だった。四硝酸ペンタエリトリトールのように儲けの大きい薬が、DESIによって効果なしとされ、排除される一方で、DESIが効果ありとした薬のジェネリックの市場は安定したのだ。ボラー社とFDAのやりとりから、同社が違法なコピー薬を製造する灰色市場のメーカーから、（たまに抵触することがあったとしても）規制に従い、合法的にコピー薬を製造する会社へと変わっていったことがわかる。(26) 一九七三年には、FDAの検査官は、やや満足げに「NAS－NRCによる審査の結果、ボラー社は、かつて売上の大半を占めていたアンフェタミン製品の生産をすべて中止した」と記している。ボラー社は「DESIの通達を受けて、ANDAの承認待ちか承認取得済」の製品を主とするラインナップに切り替えたのだ。(27)

こうして見ると、ボラー社の物語はプレモ社の物語の裏返しのように思える。FDAの手続きなど歯牙にもかけない非倫理的な製薬会社が、ニンジンとムチによって、次第に規制・制度に縛られていったのだ。ジェネリック市場とジェネリックのプロトコルゆえに、ボラー社はその経営戦略を少々倫理的《エシカル》にしたのだった。

昔の特効薬を甦らせる――ゼニス製薬

「パテントクリフ」の喩えは、医療とビジネスのジャーナリズムにすっかり浸透している。それは、薬の特許が切れた後、ジェネリックとの競争にさらされて売上が激減することを指す。現在、『フォーチュン』誌と『ウォール・ストリート・ジャーナル』紙、そして言うまでもなく『FDCレポート』誌、『スクリップ』誌、『ファーマスーティカル・エグゼクティブ』誌、『メディカルマーケティング・アンド・メディア』誌には、特許が間もなく切れる薬のリストと、その独占状態が消えた後に、製薬会社と投資家はどうなるかという記事がよく掲載されている。その最初期の例は、一九六五年と六六年に見られる。パーク・デービス社の初めてのヒット商品である抗生物質クロロマイセチン（一般名：クロラムフェニコール）の特許がもうすぐ切れると、複数の商業誌が不安そうに書きたてたのだ。[28]特許が切れたわずか三週間後に、ゼニス製薬（本社はニュージャージー州イングルウッドにあるが、工場は租税回避地の米国領ヴァージン諸島にある）が、一〇〇錠五ドル以下という廉価でジェネリックを売り出した。パーク・デービス社の製品は一〇〇錠三〇ドルだったので、八五パーセントもの値引きだ。パーク・デービス社は値下げしようとせず、業界は成り行きに注視した。

ゼニス社は一九五〇年代後半に、他社の注文を受けて医薬品を包装する「自家商標《オンデマンド》」の会社として誕生した。同社は一九六二年に上場し、一九六五年には「ジェネリック分野へ進出する」つもりだと発表した。[29]ボラー社とは異なり、ゼニス社はたちまちFDAの承認や他の規制をスムーズに通過するほどの力をつけ、新しい合法的なジェネリックメーカーとして、国や地方の政策決定の場で発言するようになった。一九六五年にオレゴン州製薬工業協会に送った書簡の中で、ゼニス社の社長、ベンジャミン・ウィーナーは州の医薬品局に、ゼニス製品を含む、質の高いジェネリックを承認するプログラムの創設を促した。「我が社は、処方薬とジェネリックの全商品を提供できる立場にあり、後者はまさに時宜にかなったものです」。[30]オレゴン州への働きかけは実を結ばなかったが、ウィーナーはほかの州に、ジェネリックの市場形成に力を貸してほしい、と訴え続けた。インディアナ州への公開書簡では、議員と薬剤師に「薬剤師が高品質の医薬品を処方する義務に応えられるよう支援する責任を自覚していただきたい」と促した。[31]

ジェネリックを後押しする初期のロビイストとして、ゼニス社は幅広いジェネリック製品を提供するために、生産能力を拡張した。そして一九六七年までに、アンフェタミン、睡眠薬、抗生物質、はてはプラセボまで、二五〇種類以上ものジェネリックの錠剤とカプセルを販売するようになった。ANDAを次々に出し、かなりの割合でFDAの承認を得られたようだ。一九六三年の売上にジェネリックが占める割合は、わずか一四パーセント（一〇万ドル）だったが、一九六七年には、八〇パーセント（二五〇万ドル）に伸びた、と同社は誇らしげに発表した。[32]

とはいえ、ゼニス社の隆盛を可能にしたジェネリック市場は、けっして豊饒の地ではなかった。FDAがルールを変更したことは、ゼニス社をはじめとする草創期のジェネリックメーカーにビジネスチャンスをもたらしたが、同時に災厄ももたらした。自社のジェネリック製品が続々とFDAによって承認されたにもかかわらず、ゼニス社の一九六六年下半期の収益はわずかだった。『FDCレポート』は、「より厳しくなった、食品・医薬品の新たな規制がもたらした問題」として、NDAの承認が下りるまでの時間が長くなったこと、さらに多くの研究員を雇わなければならなくなったこと、一部の儲かる製品を効果がないとして廃止しなければならなかったこと、を挙げている。一九六五年のゼニス社の収益は一〇万七九五二ドルだったが、六六年末には七万二〇〇〇ドルにまで落ち込んだ。[33]

わたしは情報自由法に基づいてFDAに書簡の開示を求めたが、そうやって知ったどの企業の経緯よりも、ゼニス社の歴史は、初期のジェネリックメーカーが経験した経営上のリスクと不安定な発展を如実に語っているように思える。ゼニス社の幹部は、ジェネリック市場が、医薬品の知的財産権の扱い、医薬品の規制、医薬品の消費者としての国の役割という三つの変化が交差したところから生まれた新興の市場であることを理解していた。ゼニス社は一九六七年前半にはクロラムフェニコールで成功を収め、続いて同年後半には、ミルタウン、あるいはエクアニルという商品名で販売されていた人気の高い抗不安剤メプロバメートのジェネリックの販売許可を得、その後も独自のジェネリック・パイプラインで一連の抗生物質のジェネリックを市場に送り出した。

一九六五年、ゼニス社は、特許が切れる前にその薬のコピー品を生産・販売することに成功したジェネリックメーカーの一つとなった。その皮切りとなった薬はテトラサイクリンだったが、ゼニス社の幹部は同じようなチャンスがアンピシリンにもあると見ていた。アンピシリンは広く処方されている半合成のペニシリンで、イギリスのビーチャム社が開発・発売し、その後ブリストル・マイヤーズ社などの企業がライセンスを得て、米国で販売するようになっていた。一九六八年には、ビーチャム社とブリストル・マイヤーズ社が、ライセンスとクロスライセンスを通じて七〇〇〇万ドル規模のアンピシリン市場を支配していた。一連の複雑なライセンス取引を経て、アンピシリンは、ワイス社ではオムニペン、スクイブ社ではプリンシペン、パーク・デービス社ではアムシル、ブリストル・マイヤーズ社ではポリシリンという名前で売られ、本家本元のビーチャム社のアンピシリン（商品名ペンブライテン）は、米国ではアヤースト社が販売していた。ゼニス社は、アンピシリンのジェネリックを販売する許可を何度もビーチャム社に求めたが、その都度、拒否された。そこでゼニス社は、ビーチャム社はあちこちの会社にライセンスを供与しているので特許は事実上無効だ、と米国法務省に訴えた。法務省はその主張を認め、ジェネリックメーカーに軍配を上げた。こうしてゼニス社はアンピシリンのジェネリックを販売できるようになった。ブランド薬は一〇〇錠あたり二二ドル近くしたが、ゼニス社のジェネリックは一〇〇錠あたり一四・五〇ドルだったので、売上は好調だった。[34]

アンピシリンは一九六〇年代後半のジェネリックのプロトタイプだと言える。購入も生産も比較的容易な化学物質で、経口投与され、錠剤やカプセルとして売りやすく、外来患者にも入院患者にも広く使われ、さまざまな患者のさまざまな症状に処方されていた。製薬会社は、自社の錠剤が信頼できる品質のアンピシリンを規定量、含有することを証明できれば、ANDAを提出できたし、FDAの承認を得てジェネリックとして販売することができた。一九七四年に処方されたジェネリックの五分の一は、アンピシリンだった。[35]

一九七五年、保健教育厚生省は初めて、薬剤償還限度価格（MAC）を設定することになり、その指標としてアンピシリンを選んだ。MACは「供給元によって品質にそれほど差がない」薬剤への支払いに適用される（詳しくは第八章参照）。一九七六年になっても、アンピシリンは（処方される）ジェネリックの中で、一位の座を維持していた。二位以下には、似たような性質を共有する抗生物質、心血管疾患治療薬、鎮静剤、降圧剤、内分泌疾患治療薬が続く。一九八〇年にアナリストは、医薬品上位二〇〇品目の七割をジェネリックとして入手できるようになると予測した。だが、アンピシリンのように生産が簡単で市場も大きい製品が、ジェネリックメーカーの人気を集めたことには、逆の原則も読み取ることができる。つまり、ジェネリックメーカーにとっては、すべての薬が魅力的なわけではないのだ。アンピシリンのような大衆薬は、多くのメーカーが競ってそのジェネリックを作ったが、その一方で、製造が難しく、どのメーカーもほとんど興味を示さない薬も多かった。ジェネリック業界の歴史の初期の状況は、ある薬は供給過剰で、別の薬は不足がちという、アンバランスなものだった。[36]

また、アンピシリンの販売に向けられたゼニス社の攻撃的な姿勢は、ジェネリックメーカーが新たな戦略をとりはじめたことを物語っている。つまり、（クロラムフェニコールの時のように）特許が切れるのを待ったりせず、特許に異議を申し立てて、早々とジェネリックを売り出すのだ。加えて、アンピシリンのジェネリックの市場が成長したことは、「ジェネリック部門」と呼ばれる市場が育ちつつあることを、名門の大手製薬会社に知らしめた。一九七六年までに米国のジェネリック市場はおよそ二三億ドル規模に成長し、米国の処方薬市場全体の二五パーセントを占めるまでとなった。さらに一九七〇年代末までに処方薬市場に占めるその割合は五割に上昇し、その先一〇年でジェネリックの売上高は三倍以上になると予想された。ブランド医薬品業界にとって、ジェネリックの存在を否定しつづけるのはもはや不可能になった。[37]

競合品と違いがないと主張するジェネリックは、業界アナリストにパラドックスを提示した。仮にそんなものがあるとして、どうやって売ればいいのだろう。マーケティングが科学であるとすれば、それは差異の科学として理解されるべきだ。ジェネリックはこの公式に挑戦状をつきつけた。だが、次章で明らかになる通り、製品は同じでも、作る方法はさまざまだ。そして似ているものを売る方法もさまざまなのだ。

第五章　ジェネリックの特異性

危険を冒すなかれ。調剤しているジェネリックを誰がつくっているのかをまず知ろう。ピュアパックのジェネリックは信頼できるし、買う価値がある。それには理由がある。

ピュアパックの広告、『アメリカン・ドラッギスト』、一九七八年

ゼニス社、ボラー社、プレモ社といったジェネリックメーカーは、同じ（だが安い）薬の需要の拡大に乗じて儲けようとしたが、通常はありえないマーケティングのジレンマに直面した。それは、同じ薬だと主張する他社製品とどうやって差別化を図ればいいのか、というものだ。一九七九年に、ある業界アナリストはこのジレンマについて語った。「一般に、製薬業界は非常に競争が激しいものだが、ジェネリック業界はひときわ競争が激しい。なぜなら、製品を差別化することが不可能で、また、特許で守られていないせいで類似品がたくさんあるからだ」(1)。しかしジェネリックのマーケティングはこのジレンマに矛盾含みの回答をもたらした。アナリストは、ジェネリックは価格以外でどう競えるのだろうと頭を悩ませたが、ジェネリックメーカーは自社とその製品に向くニッチを見つけ出すことができたのだ。

一九六〇年代から七〇年代にかけて、医学誌にジェネリックの広告があまり掲載されなかったことを知ると、ジェネリックメーカーはマーケティングに興味がなかったのだろう、と考えたくなるが、それは早計に過ぎる。目を向ける先を間違えているのだ。当時の薬局向けの雑誌『アメリカン・ドラッギスト』や『ファーマシー・タイムズ』などのページを繰ると、ジェネリックの広告はいくらでも見つかる。(2)

ジェネリックのマーケティングはさまざまな手を使って、同じものをいかに差別化して売るかという難問に挑戦した。広告の中には、ブランド薬に比べて少々安い薬と、怪しいほど安い薬の、品質の違いを強調しているものもあれば、評判、サービス、製品の幅広さゆえに、当社のジェネリック製品は仕入れる価値ありと、薬剤師に売り込んでいるものもあった。果ては、当社のジェネリックを使って問題が起きた時には法的に支援しましょうと、薬剤師に約束するものさえあった。ジェネリックメーカーは匿名どころか、その多くは、自社のジェネリックの特徴を強調する方法を見いだしていたのだ。(3)

安いが、危険なほど安いわけではない——ピュアパック

ジェネリックメーカーの先駆けの一つであるピュアパック社は、価格と品質、脱ブランド化と再ブランド化の狭間で、派手な宣伝を繰り広げた。プレモ社同様、ピュアパック社は二〇世紀の初めには、どちらかといえば平凡な「処方薬メーカー」（第一章を参照のこと）だったが、一九六〇年代後半に、ジェネリックメーカーとして自らを再ブランド化し、「米国を代表するジェネリックブランド」を目

指すようになった。(4)

一九七〇年代の薬局向けの雑誌には必ず、ピュアパック社の広告が載っていた。たいていは全面広告で、「安いが……危険なほど安いわけではない」などというメッセージをよく目立つ文字で掲載した（**図4**）。ピュアパック社のマーケティング全体に通じることだが、このメッセージは自社製品の独自性を二つの点から強調した。まず、ピュアパック社の品質は、かなりお高い「スミスクライン&フレンチ社、レダール社、ファイザー社などのブランド薬メーカーの薬に引けを取りません」。しかしながら、ピュアパック社の薬は安すぎることもない。「あなたがピュアパック社のものより安いジェネリック薬を買っているのであれば、通販業者や、その他の安すぎて危険な」会社の製品を買っている可能性が高い。あなたは知らないだろうが、と宣伝は続く。「それらは害になる恐れがあります」。それらに比べて、ピュアパック社は品質も価格もちょうどいい。信用できるほど高いが、それでもブランド薬に比べると割安だ。

一九七〇年代後半からのピュアパック社の広告は、品質の保証に加え、利便性も訴えるようになった。当社は製品を幅広く製造しており、州ごとに異なるジェネリック代替法（詳細は第八章で述べる）がもたらした、絶えず変化する規制のパッチワークにおいて、必要とされるジェネリック製品をすべて揃えている、と保証した。ジェネリックへの切り替えが地方や州によってまちまちなことを逆手に取って、わが社は信頼できるジェネリックを幅広く提供できる、と薬剤師に売り込んだのだ。決め台詞は「ピュアパックはすべての州のジェネリック代替法に応える製品を取り揃えています」だった。当社の製品を仕入れておけば、ずいぶん安い値段でジェネリックのフルラインナップを揃えられます

よ、とアピールしたのだ。(5)

これらの宣伝が功を奏し、ピュアパック社はジェネリックメーカーのトップに立ち、薬剤師の需要に応えるジェネリックメーカーとしてのブランド力を高めていったが、やがて新たな激しい競争にさらされた。「ブランドジェネリック」との競争である。

ジェネリックのブランド化――SKライン、ファイファーメクス、レダール・スタンダード・プロダクツ

米国製薬工業協会（PMA）、全米医薬品評議会（NPC）などの、ブランド医薬品業界の広報団体は、ジェネリック医薬品などというものは存在しないと懸命に宣伝し、政治的に働きかけた。しかし、スミスクライン&フレンチ社、ファイザー社、レダール社といった少数の大手は、共存するための戦略を練り始めた。存在を否定してもジェネリックやジェネリックメーカーが消えるわけではないのだから、いっそのこと、それらの会社を自社に統合し、すでに確立している自社の製品ラインナップにジェネリックを組み込んで売り出そう、というのがその戦略だ。この戦略は成功し、一九七四年には、二四億一〇〇〇万ドル規模のジェネリック市場で、ゼニス社、ピュアパック社、プレモ社、ボラー社といった「ジェネリック専業」の会社の製品の売上は、わずか一億八〇〇〇万ドルとなり、残りはPMA所属企業の「ブランドジェネリック」が占めるようになった。イーライリリー社、ワイス社、A・H・ロビンス社、スクイブ社、アヤースト社、バローズ・ウェルカム社、パーク・デービス社、スミスクライン&フレンチ社、ワーナー・チルコット社、アボット・ラボラトリーズ社といった、ブランド薬メーカーの製品だ。(6)

ブランド薬メーカーが販売するジェネリックの中で、最初に脚光を浴びたのが、スミスクライン&フレンチ社のSKラインだった。このシリーズの最初の製品であるSKライン・アンピシリンの価格は、最も売れているアンピシリンのブランド薬より二五パーセント安かったが、ジェネリック専業の会社のアンピシリンよりは高かった。ピュアパック社のアンピシリンが「危険なほど安い」のでないとしたら、SKラインのアンピシリンは、より高くて、より安全だった。

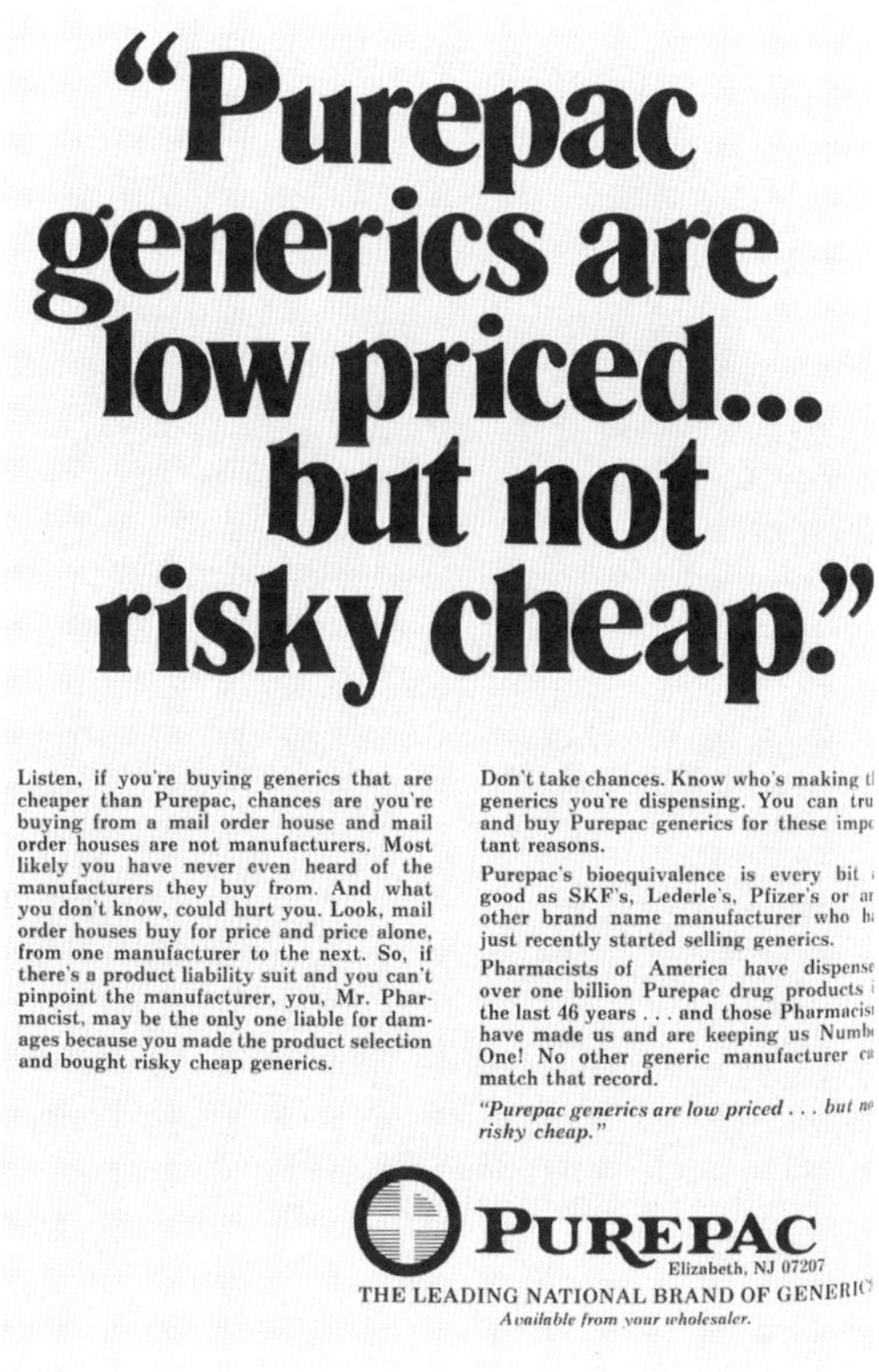

図4 ピュアパック社の広告。「米国を代表するジェネリックブランド」を自称した。
American Druggist, January 1976.

スミスクライン&フレンチ社はもっぱら、自社が特許を持たない薬のジェネリックを販売していた。しかし、ピュアパック社と違って、同社には熟練の営業担当者がいたので、薬剤師や医師にマーケティング攻勢をかけることができた。一九七一年以降、同社は五〇〇名の営業担当者を投入して、増える一方のジェネリックを、薬を処方する医師に宣伝した。その宣伝戦略の大筋はこうだ。医師はジェネリックを処方することの重要性を認識しているが、コスト削減に品質の低下が伴ってはならない。だとすれば、評価の高いブランドによって保証されるジェネリックを使えばいいではないか。(7) 一九七二年、SKラインの売上は四〇〇万ドルだった。七九年までに製品は三〇種類になり、売上は一五〇〇万ドルになり、八二年には、スミスクライン&フレンチ社の医薬品の売り上げの一五パーセントをSKラインが占めるようになった。だが実は、そのジェネリックの多くは、同社の工場で生産されたものではなかった。(8)

ほかのブランド薬メーカーも、ジェネリック市場に参入した。レダール社、パーク・デービス社、ファイザー社などだ。それらは、社名と名声を新しいジェネリックシリーズに投入した。例えば、ファイザー社のジェネリック部門であるファイファーメクスの製品名には、ファイザーシリンというように、「ファイザー」を入れた。スミスクライン&フレンチ社とは違って、ファイザー社は販売するジェネリックをすべて自社で生産していたので、品質管理が行き届いているという点で、他社のブランドジェネリックと差別化を図ることができた。一方、他社のブランドジェネリックの宣伝キャンペーンは、薬剤師の責任に焦点を当てた。薬剤師はどのジェネリックを調剤するかを決める立場にある。レダール社や他のメーカーは、ブランド薬の代わりに自社のブランドジェネリックを使って、効果がなかったり、症状が悪化したりした場合は、薬剤師に代わって、法的な費用や責任をすべて負うことにした。[9]

自家商標の危機——マイラン製薬

一九八〇年代初めになると、ジェネリック市場の大半を、レダール社、SKライン、ファイファーメクス社といったブランドジェネリックメーカーが占めるようになった。それらの製品の価格は、プレモ社、ピュアパック社、ゼニス社、ボラー社などジェネリックメーカーの製品より、五割ほど高かった。一九七〇年代後半から八〇年代初めにかけて、アル・ゴア下院議員（民主党、テネシー州選出）が公聴会で述べたように、それは不当な高値だった。と言うのも、ブランドジェネリックの製品の多くは、ジェネリックメーカーの製品と同じ工場で生産されていたからだ。

ブランド薬メーカーは、たいていはジェネリックメーカーから錠剤を買いあげ、それに自社のラベルをつけて、ブランドジェネリック、ときにはブランド医薬品として売っていた。例えば、ワイス社は、自社のアモキシリン（抗生物質）のブランドジェネリックである「アモキシル」の生産を、ウェストバージニア州モーガンタウンのマイラン社に全面的に委託していた。[10] 公正を期すために言えば、このような慣習はその頃始まったことではなく、その一〇年前にコルチコステロイドの販売に関してキーフォーヴァーが調査した時でさえ、販売している製品をすべて自社生産している会社はほとんどなかった。[11] ゴアは憤慨し、米国食品医薬品局（FDA）の職員にこう尋ねた。マイラン社の工場で生産した製品がアモキシリンのジェネリックとして安い価格で販売されているのに、その工場にたったた一人ワイス社の社員を置くだけで、それをワイス社のブランドジェネリック、「アモキシル」として、利ざやを上乗せして売るというのは、いったいどういうことだ。ブランド薬業界は、自社製品がジェネリックメーカーの製品と同じ工場で同じように生産されているのに、どうして自社製品の方が優れていると断言できるのか。(12)

マイラン社で生産した薬を、自社製品として売っていたブランド薬メーカーはワイス社だけではなかった。一九七七年、レダール・スタンダード・プロダクツとして売られていた一四四品目のうち、レダール社が生産していたのはわずか六品目だった。残りはマイラン社のようなプライベートブランドの生産を請け負う製薬会社から買ったものだった。マイラン社は、ほかにもアボット・ラボラトリーズ社、ブリストル社、マリンクロット社、パーク・デービス社、スミスクライン&フレンチ社、スクイブ社といった会社に、ブランド薬とブランドジェネリックを供給していた。製薬会社には、薬の生産場所をＦＤＡに報告する義務があったが、その情報は企業秘密と見なされ、薬剤師、医師、消費者に伝える必要はなかった。(13)

マイラン社の他にも多くのプライベートブランドの製薬会社が、ジェネリック、ブランドジェネリック、自社のブランド薬を同じ製造ラインで作っていた。ボラー社と同じくマイラン社も、ジェネリック市場の成長を受けて、一九六〇年代に創業した会社だ。やはりボラー社と同じく、社名は創業者（マイラン・プシュカー）に因んで命名された。ＦＤＡが一九六二年に初めてその存在を知ったとき、マイラン社はもっぱら十数種の医薬品――アンフェタミン、ステロイド、ビタミン、ペニシリン――を別のパッケージに包んで、他社に売っていた。他社はそれを自社名で売るのだ。それから一〇年ほどで、マイラン社は生産能力を拡張し、ウェストバージニア州、ニュージャージー州、米国領ヴァージン諸島に工場を増設した。[14]

マイラン社のマーケティング・アプローチは、文字通り「表に出ないこと」を旨とした。自社製品に社名を刻まず、ワイス社などほかの会社が社名を刻めるようにしていたのだ。一九七三年、マイラン社がスミスクライン&フレンチ社のブランドジェネリックの大半を生産していることが明らかになり、FDAの高官がそのような手法に懸念を抱くようになった。SKラインのジェネリックは、ジェネリックメーカーのジェネリックより高品質だと広告で謳っているが、それは一種の虚偽表示だとFDAは主張した。後にゴアが暴いた「社員を他社の工場に常駐させる」モデルは、そもそもこの問題の規制上の解決策として考案されたものだった。スミスクライン&フレンチ社は、マイラン社の工場でSKラインの製品が生産されている間、検査官を一人常駐させれば、その薬を自社のパッケージに包んで販売することができたのだ。[15]

ゴアがこの事実を暴露した後、「社員を他社の工場に常駐させる」モデルに会社の将来を賭けるのは危険になった。合わせて、マイラン社がブランド薬をコピーするための資本や能力を高めていたので、別の可能性も出てきた。マイラン社が最新の利尿薬や心疾患治療薬など「コピーしにくい」ジェネリックの自家版を生産できるようになる、という可能性だ。マイラン社は長年にわたって自社の工場で他社の薬を生産する方法を学んできたので、コピーしにくいジェネリックの生産に必要なノウハウを習得していた。創業者マイラン・プシュカーは一九八二年に「数年のうちに、まだ特許が切れていない人気のある処方薬を、我が社のジェネリックのラインナップに加えることができるだろう」と公言している。[16]

一九六〇年代から七〇年代にかけて、DESIによって効果ありと認められた薬をコピーして経験を積んだ多くのジェネリックメーカーと同じく、一九八〇年代初期のマイラン社は、新しいジェネリックを次々に売り出すための戦略を練っていた。しかし後になって、それは当初考えていたより難しいことがわかった。

新薬はいつから旧薬になるのか

一九七〇年代末、ゼニス社、プレモ社、ピュアパック社、マイラン社、ボラー社など、事業の拡大を狙うジェネリックメーカーは、一九六二年以降に承認され、そろそろ特許が切れそうな製品に狙いを定めていた。だがそこには落とし穴があった。後発品申請（ANDA）によって、生物学的な同等性を示すだけでジェネリックとして販売を認められるのは、一九六二年以前に承認され、DESIによって効果が認められた薬に限られていた。一九六二年以降に認められた、より新しい（しかし急速に古くなっていく）薬のコピーに関して、規制ははっきりしなかった。一九七五年にプレモ社は、アタラックスからベイリウムまで、もうじき特許が切れようとしている医薬品、四〇種のリストをFDAに送り、これらのかつての「新薬」は、いつになれば、そして、どうすれば、ジェネリックとして販売できるのかと尋ねた。特許が切れた後、ジェネリックメーカーはそれらの薬の臨床効果を証明する必要があるのか（新薬承認申請：NDA）、それとも生物学的同等性を示すだけでいいのか（ANDA）。あるいは、「旧薬なのでANDAは不要」なのか。[17]

ゼニス社の弁護団は単刀直入にＦＤＡに尋ねた。二〇年近く前に効果が証明された薬について、なぜ改めて完全なＮＤＡ（プラセボ対照臨床試験も含む）を求めるのか、と。同等性を証明できれば十分なのに、臨床効果の証明を求めるのは、時間と金の無駄であるばかりか、人を対象とする研究の倫理にもとるおそれがある。ゼニス社と保健教育福祉省の弁護士との対話は、次第に熱を帯びていった。その中でゼニス社が言及したように、ＦＤＡが必要としていたのは、古くなった「新薬」を「旧薬」に再分類するための規約だった。それがはっきりしていれば、古くなった「新薬」のジェネリックは、めんどうな臨床試験をしなくても、承認を得て、販売できるようになる。ＦＤＡは妥協案として、「ペーパーＮＤＡ」による申請を提案した。ジェネリックの臨床試験を行なう代わりに、先発薬の臨床試験の資料を添付するだけでよいというのだ。しかし、この方法は紛らわしく、膨大な書類仕事が発生するだけでなく、証明の基準もはっきりしなかった。一九七〇年代から八〇年代初めにかけて、ペーパーＮＤＡによって承認されたジェネリックはごくわずかだった。[18]

関係者はそれぞれ問題を抱えていた。ゼニス社やほかのジェネリックメーカーにとっては、このような新薬が古くならない限り、少なくとも、一九六二年以前に承認され、ＤＥＳＩによって薬効が認められた薬のようにならない限り、ジェネリックがコピーする薬の供給網は先細りし、ジェネリックは散発的にしか、あるいはまったく、供給できなくなる。一方、ＦＤＡは、「新薬」のライフサイクルを扱う、新たな法的・認識論的アプローチを必要としていた。ＦＤＡは大筋ではゼニス社らの主張に賛成していたが、政治的にどう答えるべきかがわからなかった。ＦＤＡの弁護団は、ゼニス社による「旧薬としての申請」を検討しようと答えた。ベイリウムを新薬から旧薬に分類し直すことを公式に認めたようなものだ。しかし、FDAの規制当局者は「新薬」の概念に束縛されていた。ある新薬が旧薬になれば、FDAの管理が及ばなくなる。受け入れられる提案ではなかった。[19]

ゼニス社は三年にわたって嘆願をつづけたが、FDAの回答は得られなかった。一九七八年にゼニス社の副社長J・ケヴィン・ルーニーは、核心を突く疑問をぶつけた。これまで多額の費用を投じてきたのに、なぜベイリウムはまだ新薬扱いされ、ジェネリックの競合品がないのか、と。

当局の皆さんはご承知のはずですが、商標ベイリウムは、米国で最も処方されている薬だとあえて申し上げておきます。〔…〕ベイリウムはこれまで長く市場に流通し、大量に処方され、使用されてきました。また、この薬に関する論文は、米国や世界各国で数多く発表されています。それを考えれば、先ほど述べた企業で生産されているこのブランド薬が、なぜいまだに新薬と見なされているのかと、疑義を唱えざるを得ません。[20]

一九七〇年代後半のこの時期、FDAは自らの法的な改革に追われていた。それは避けられないことのように思えたし、FDAのみならず、AMA、PMA、上院下院の共和党および民主党のリーダーも、何らかの改革案の通過は避けられないと見ていたが、結局、改革はなされなかった。不運な一九七八年の医薬品規制改正法に追加されたいくつかの条項――ジェネリック業界に不利な、特許を延長するという条項と、ジェネリック業界が求めていた、一九六二年以降に承認された薬にもANDAを適用するという条項を含む――は、政治的事情から、ほぼ毎週、認可・不認可の間を行き来した。改革するかどうかが決まらないまま四年近く翻弄されたFDAには、一九六二年以降の薬のジェネリック問題を、自力で解決するだけの力は残っていなかった。その間、非効率的なペーパーNDAは続行されたが、承認・不承認の基準がはっきりしなかったので、ジェネリックの承認は遅れに遅れた。[21]

すなわち、ジェネリック業界は、誕生してまもなく、死の危険に直面したのだ。ついにゼニス社をはじめとする企業は、FDAの承認なしで自社のジェネリック製品を売り始めた。この違法行為は、政治的な意思表明だった。「確かに法を犯しました」。ゼニス社の社長ケネス・ラーセンは、未承認のジェネリック薬を販売したことを責められて、そう答えた。「しかし、わたしたちはこれを、深刻かつ避けがたい問題をあなた方にお知らせする良い機会だと思っています。その問題を引き起こしたのは、ANDAのしくみであり、一九六二年のキーフォーヴァー＝ハリス医薬品改正法に端を発する、FDAのほぼ二〇年にわたる歴史なのです」[22]。これを受けて、FDAの医薬品局長のリチャード・クルートは、「ゼニス社とFDAとの信頼関係を築くために、ジェネリック業界のメンバー数名と共に」一九八〇年五月に会合を開こうと持ちかけた。[23]

ラーセンはこれを、自社ゼニスが、まっとうなジェネリック業界の顔になるチャンスと捉えた。そこでプレモ社、ピュアパック社、マイラン社など数社に声をかけて、クルートのオフィスに出向いた。この会合は、ジェネリックの承認に直結したわけではなかったが、ジェネリック医薬品産業協会（GPIA）の設立を導いた。GPIAは、野心的ジャーナリストからジェネリック政策アナリストに転身したウィリアム・ハダッドを事務局長に迎え、若手の辣腕特許弁護士アルフレッド・エンゲルバーグを雇った。そして、ジェネリック業界を、米国の保健制度を改革する主要プレイヤーと見なした。守備範囲が広く、さまざまな意見を内包する全米医薬品工業協会（NAPM）——メンバーは秘密主義で占有的なブランド薬メーカーだった――と違って、GPIAのメンバーは目指す方向が一致していた。

このジェネリック業界の新たなロビー団体の代表に選ばれたラーセンは、さっそく一九八一年の初めに、下院議員のヘンリー・ワックスマン（民主党、カリフォルニア州選出）に書簡を送り、GPIAが協力するので、中断しているFDA改革法案の審議を再開してほしい、と呼びかけた。議会の小委員会に招聘されたラーセンは、古くなった新薬をうまく管理する方法が必要だと力説した。「一九六二年以前の薬、以後の薬と、まるで一九六二年が特別な年であるかのように語られています」とラーセンは現状を批判した。出席者は皆、一九六二年の前後で薬の安全性や効能が変わったわけではなく、「単に、その年に規制が変わっただけ」であることを知っていた。[24]

ラーセンとGPIAが、新しい薬を古くする手っ取り早い方法を見つけようとしていた時期に、ブランド薬メーカー社は、古い薬を「新しく」保つ対抗策を練っていた。PMA所属企業は、一九七〇年代後半に議会が開いた一連の委員会に出席し、FDAの緩慢な承認プロセスがもたらす「ドラッグ・ラグ（新薬承認の遅れ）」のせいで、貴重な特許期間が事実上食い潰されている、と訴えた。そして、その救済措置として、一七年間という特許保護期間を三年延長して二〇年間にすべきだ、と主張した。そういうわけでGPIAは、最初の政治行動として、ANDA（新しい薬を古くする）の拡大を求める一方で、特許期間を延長する（すなわち、古い薬を新薬として扱う）法案を阻止するという、二本立てのロビー活動を繰り広げることになった。

一九八三年、GPIAは、この法案が通過したら誕生して間もない有益な産業が潰れる、と訴えて、特許保護期間を延長する法案を阻止しようとした。今思えば、特許が切れた薬をすべてコピーできるようになったのは、この時のGPIAの尽力があればこそだった。同年、PMAは特許の延長に失敗した。その直後、GPIA事務局長のウィリアム・ハダッドは、上院議員オリン・ハッチに呼び出されて、そのオフィスに出向いた。そしてハッチから、PMAが取引を申し出ていることを聞かされた。ジェネリック業界がブランド薬の特許保護期間の延長を支持するのであれば、ブランド薬業界はANDA承認の拡大を支持しよう、というのだ。

この取引を生んだ政治的な同盟は、ジェネリック業界とブランド薬業界のいずれもが一枚岩ではなかったことを語っている。GPIAは、ジェネリックメーカーすべてが加入しているわけではなく、FDAに好まれている会社だけがメンバーだった。かたやPMAも、一部のメンバーは、ジェネリック薬やジェネリック業界の正当性を認める取引にことごとく反対していた。この不満分子は、シェリング・プラウ社、スクイブ社、ブリストル・マイヤーズ社、メルク・シャープ&ドーム社を含む大手八社で、GPIAとの取引に反対していた。注目すべきは、これらの企業はブランドジェネリックをそれほど生産していなかったことだ。取引を大いに支持したスミスクライン&フレンチ社やファイザー社は、ブランドジェネリックを多く生産していた[25]。

この取引から生まれた法案は、ブランド薬メーカーにも、ジェネリックメーカーにも、政治的・経済的妥協を求めたが、すべての医薬品メーカーの利益を代弁しているわけではなかった。むしろそれは、ジェネリック業界の合法的な面々と、ブランド薬業界の中でもジェネリック市場という新たな現実とうまく折り合いをつけた面々の意向を代弁するものだった。一九八四年九月二四日、ロナルド・

レーガン大統領は「薬価競争及び特許期間回復法〔ハッチ－ワックスマン法〕」に署名した。大統領の両脇には、保守派のオリン・ハッチ上院議員（共和党、ユタ州選出）とリベラル派のヘンリー・ワックスマン下院議員（民主党、カリフォルニア州選出）の姿があった。以来、ハッチ－ワックスマン法は、民主・共和両党の協力の産物として長く記憶されることになる。この党を超えた結束の背景には、これまで見て来た通り、ジェネリック市場の未来に賭けようとする、ブランド薬メーカーとジェネリックメーカーの複雑な思惑があったが、実のところその市場は、すでに一〇年以上前から存在していたのだ。

この法案は、共和党と民主党だけでなく、ブランド薬業界とジェネリック業界の譲歩を引き出し、そしてどちらも具体的な成果を得た。ブランド薬メーカーは特許保護期間の延長が認められた。ジェネリック業界は、ANDAが簡素化され、また、最初にジェネリックを販売する企業は一八〇日間の独占権を認められるようになった。加えて、先発薬の特許に挑戦する正式な手段であるパラグラフIV証明〔ANDAに添付する書類。対象の後発薬は新薬の特許を侵害しないという証明書〕を勝ちとり、ブランド薬と代替可能であることを、規制当局、医師、一般市民によって一層認められるようになった。この法案が上院下院を通過すると、一九六〇年代初めにキーフォーヴァーの側近を務めたウィリアム・ハダッドは、「三〇年前にエステス・キーフォーヴァーが着手したことがようやく完成した」と、議会に祝福の言葉を送った。(26)

ジェネリック医薬品の誕生

一九八四年のハッチ–ワックスマン法によってジェネリック業界が誕生したとよく言われる。この法案の通過後、ジェネリックメーカーへの投資は急増した。ボラー社をはじめとするジェネリックメーカーは新規株式公開を喧伝し、ウォール街でジェネリックメーカーは新たな「成長株」として盛んに売り込まれた。(27) 新薬を手がける企業は、ジェネリックに対する反対運動を次第にスローダウンし、処方薬に占めるジェネリックの割合は、一九八四年の一八・六パーセントから二〇〇七年には六三パーセントに増えた。(28)

だが、これまで述べてきたように、ハッチ–ワックスマン法だけで、現在のジェネリック業界が生まれたわけではない。この新たな経済セクターの骨格は、一九六〇年代から七〇年代にかけて、進取の気性に富む企業のグループによって整えられ、やがて独自のロビー団体を組織するようになった。一九六〇年代初めには、業界の存在自体が疑われていたが、ハッチ–ワックスマン法が成立した一九八四年には、もはや確固たる地位を得ていた。実のところ同法の成立後、マイランの株価は二倍になったが、その前年も二倍、さらに前の年も二倍になっていたのだ。ほんの二〇年前にはまったく存在しなかった業界が、一九八四年にハッチ–ワックスマン法が施行されるよりずいぶん前に、市場では堅牢なセクターに成長していたのである。

ジェネリック業界の隠れた歴史をあらためて組み立てると、ハッチ–ワックスマン法に対する見方は変わる。それは業界の誕生をもたらしたのではなく、たんにその成長曲線の転換点にすぎなかったのだ。(29) ジェネリックの存在をめぐる議論は、法案の成立によって終わったわけではなかったが、市場の慣習が変わるにつれて的外れなものになっていった。ハッチ–ワックスマン法成立の五年前の一九七九年の時点ですでに、ある金融アナリストが、ジェネリック薬とその業界の存在は堅牢にして明白だ、と指摘している。「ほんの数年前までジェネリックは、「一過性の流行」、「コピー薬の競争」などと揶揄され、洗練された医薬品業界に居場所を持たなかった。しかし状況は大きく変わった。多国籍の大手製薬企業五社が、ジェネリックを作り始めたことと、中小のジェネリックメーカーが粘り強く、創造的に市場を開発していった結果、ジェネリック市場は侮ることのできない強力な市場に成長した」と彼は言う。商品として、ジェネリックは、理論上は非ブランドだ。だが実際には、特定のジェネリック製品はさまざまなマーケティング戦略によってブランド化されていると言える。(30)

膨れ上がった米国の医療費を立て直したい改革派にとってジェネリックは、人類学者のクロード・レヴィ＝ストロースの言葉を借りれば、「考える価値がある」選択肢だった。(31) まったく同じ理由で、ジェネリックはたちまちPMAとAMAの利益を脅かすものと見なされるようになった。本章で述べてきたように、一九六〇年代から七〇年代にかけて、ジェネリックについては、それが存在するかしないかということばかりが取りざたされ、その短絡的な議論が、結果的にこの新たな経済生命体の登場を隠すこととなり、PMAもAMAもその活力に気づくのが遅れた。嘆かわしいことに、その後展開された、米国の健康政策におけるジェネリックの役割に関する議論も、この短絡的な議論の繰り返しとなった。つまり一方は、ジェネリックは先発薬と生物学的に同等なので、それが存在するかどうかという議論は科学を偽った経済的関心によるものだと主張し、もう一方は、ジェネリックは先発薬と同等ではないので、ジェネリックは存在するという前提自体が、科学を偽った政治的関心によるものだ、と主張したのだ。だが、ジェネリック業界の歴史とその特異性を真摯に受け止めると、まったく異なる結論に至る。すなわち、ジェネリック市場はこれらの議論の答えとして生まれたのではなく、答えがなかったにもかかわらず生まれたのだ。

今のところは、ジェネリックの存在をめぐる問いの答えは、研究開発施設によってではなく、医師と患者の日々の仮定と実践から生まれた、と言うだけで十分だろう。ジェネリックは、市場が形成されるにつれて日用品となった。その市場では、多くの登場人物《アクター》——医師、薬剤師、規制当局、消費者——が、ジェネリックを有用なものとして認め、経済的実体のあるものに育てていった。そうしてジェネリックの流通は年々増えていったが、それだけでは、ジェネリックはブランド医薬品と生物学的にまったく同等と言えるのか、本当に代替可能なのか、という不安を払拭することはできなかった。市場はジェネリックとジェネリック業界を創出したが、「何が薬を十分良いものにしているか」という問いは、アダム・スミスの言う「神の見えざる手」だけでは答えきれなかったのだ。

この問いに答えるには、同等性の問題を扱うまったく新しい科学的アプローチが必要になる。これまで語られなかった、そうした科学の奇妙な歴史が次章のテーマだ。

III

同等性の科学

第六章　同等性コンテスト

より安いコストで同等の治療効果を望むのは当たり前のことだが、その判断を下すデータはどこにあるのか。
マックス・セイドーヴ『ジェネリックの同等性とは何か』、一九六七年

棚には同じような抗アレルギー薬が並んでいる。あなたはどれを選ぶだろう。どれも同じなら、高い金を払う必要はないと考えて、いちばん安い薬を選ぶかもしれない。もっとも、安い薬には秘密にされているリスクがあるのでは、という懸念が頭から離れない。あるいは、健康には替えられないと、いちばん高い薬を選ぶかもしれない。だが、そうした場合も、不当な高値ではないのかという懸念は残る。ジェネリックは同等性のパラドックスをもたらす。わたしたちは、似ているものは同じだと思いながら、それを疑う。似ていても中身は違うと思いながら、それを疑う。そもそも代替可能であると確信するには、どんな証拠が必要かということもわかっていないのだ。

一九六〇年代後半に開かれた、製薬業界の競争に関するゲイロード・ネルソン上院議員の公聴会において、ジェネリックが米国国民に紹介されたとき、ブランド薬との互換性は、化学的同一性を根拠としていた。パーク・デービスの抗生剤クロロマイセチンとそのジェネリックのクロラムフェニコー

ルの錠剤をそれぞれ乳鉢ですり潰し、質量分析にかけると、どちらもその活性化合物（クロラムフェニコール）を二五〇ミリグラム含んでいる。となれば、この二つの錠剤は、効能上、完全に互換性があると言えるのではないだろうか。

しかし化学だけが同等性の科学ではない。二種の錠剤が、同じ有効成分を同量含有していても、人体への影響が異なる可能性がある。例えば、胃の中で溶ける時間が違った場合。あるいは、有効成分が血流中に現れるまでの速度が違う場合。果ては、結合剤、賦形剤、着色料、シェラック・コーティングの影響が異なる場合。薬は単なる分子の塊ではない。ごくありきたりの錠剤も、その薬理作用を必要とする体内の部位に届けるまでには、複雑な技術が絡んでいるのだ。

二〇世紀後半、医薬品の同等性を化学的に主張することは難しくなった。それは生理学、疫学、経済学、マーケティング・サイエンスといった多様な科学が、それぞれの立場から医薬品の違いを主張し始めたからだ。その結果、ブランド薬とジェネリックの違いを記録する、まったく新しい研究領域がいくつも誕生した。これらの領域は、同等性の根拠として、互いと異なる対象に目を向けた。生理学は薬剤の吸収、分子生理学は細胞表面にある薬の受容体、品質経営科学は品質保証、といった具合だ。違いを研究するこれらの新しい科学は、裏返せば同等性の科学であり、二種の薬が同質で互換性があると証明するために、独自の規則、法則、評価、測定法を用いた。

医療の歴史を研究するドミニク・トベルとダニエル・カーペンターは、これらの新たな科学領域の発展に、規制当局がどのような役割を果たしたかを探求し、昔ながらの物理的・化学的同等性の証明が、より複雑な生物学的同等性の証明に交替したいきさつを語った。二人は化学的手法に生物学的手法が取って代わった証として、一九八四年のハッチ－ワックスマン法を取り上げた。なぜなら、この法は、米国食品医薬品局（ＦＤＡ）の後発品申請（ＡＮＤＡ）の一部として、健康な被験者による生物学的利用能《バイオアヴェイラビリティ》〔投与された薬がどれだけ血中に到達し作用するかを示す指標〕を調べることを求めているからだ。[1] しかし、ジェネリックの同等性の問題は、対立する二つの政党が手を結んだり、同等性の証明を化学的な方法から生物学的な方法に変えたりしただけで、解決できるものではなかった。ハッチ－ワックスマン法成立の数ヶ月後、臨床薬理学者のルイス・ラサグナが率いる団体「公益の医学」はＦＤＡに対して、ロシュ社のベイリウムの最初期のジェネリック三種の生物学的同等性を決めた経緯について「大いなる透明性」を求め、情報自由法に基づく情報公開を要請した。[2] さらには、オリン・ハッチ上院議員自ら、自分の名前がついた法律の施行一周年の日に、生物学同等性を示せばそれでブランド薬とジェネリックが同等と言えるわけではないという声明を発表した。「昨年施行されたこの法律によって、議論が収束したとは考えていません。研究開発が中心の企業のなかには、特許期間を延ばすために、やむなくジェネリックという称号を受け入れたところもあります。しかしワックスマン下院議員やジェネリックメーカーとは違って彼らは、ＦＤＡ基準による生物学的同等性が常に効能の同等性を意味するとは考えていないのです」[3]。ハッチによれば、同法律の「根本的な前提条件」は、生物学的同等性を絶対的な証拠と認めることではなく、「あらゆる重要な点でジェネリックは先発薬と同じでなければならないという原則」なのだ。[4]

しかし、ジェネリックはどの点においても先発薬と同じということは、けっしてなかった。むしろハッチが言うようにその互換性は、重要と見なされるいくつかの点が同じであることに依拠していた。

生物学的同等性の他に、同等性や差異を測るさまざまな方式が競い合った。効能の違いを示す証拠としては、実験用試薬、高感度測定器、ガスクロマトグラフィー、ビーカーの疑似胃液に入れた錠剤の分解、組立ラインの錠剤の形状の抜き取り検査、治療的バイオマーカーの血液測定、ブランド薬からジェネリックに変えたときの患者の疫学的変化などが用いられる。本章では、生物医学的対象が同じか否かの証明とはまったく異なる手法を用いて実際の効能を調べようとする、これらの科学的方法についてて見ていこう。

モノを同じにする

何世紀にもわたって、薬剤師、医師、製薬会社、規制当局は、効能が同じかどうかを判断するのに薬局方に頼ってきた。これまでの章で、治療の世界で医薬品に秩序をもたらし、(一般名を)命名するための、薬局方の役割を見てきた。しかし、薬局方というのは、公式名リストをはるかに超えた存在だった。それは、規格化の技術なのだ。各見出し語の下では、言葉と物質を結びつけ、その物質の性状、純度、精度を解説しており、それを見れば、手にしている薬が処方箋によって指示された化合物だと確信できる。[5]

二〇世紀初めの例をあげると、一九〇〇年発行の(第八改正)『米国薬局方』は、麻薬のモルヒネの項で、その科学的証拠を次のように記載している。

ゆっくりと摂氏約二〇〇度(華氏三九二度)まで熱すると褐色になり、急速に熱すると摂氏二五四度

（華氏四八九・二度）で溶ける。火がつくと、ゆっくりと消滅し、何も残らない。水溶液は赤いリトマス試験紙にアルカリ性の反応を示す［…］ヨウ素酸カリウムの結晶を含有する硫酸を加えると、モルヒネは濃褐色になる（コデインではモスグリーンになってから褐色に変化し、ナルコチンではチェリーレッドになる）［…］水酸化カリウム四 cc にモルヒネ〇・二グラムを加えると、残留物のない透明な溶液ができる（ほかのアルカロイド類では残留物が残る）。アンモニア臭もしないはずだ（アンモニウム塩は混じっていない）。(6)

これらの治療学上の証拠は、五つの基本的なカテゴリーに分類される。確認試験、定量分析、重量偏差試験、含有均一性試験、純度試験だ。この五つのうち、一番重要なのが確認試験である。試験には定性的なものがあり、その場合、硫酸やヨウ化カリウムといった一般的な試薬を加えて、反応を見る。一方、融点の計測や、溶液中の薬のクロマトグラフィーなどは定量分析だ。そうした定量法では、試料が含有する薬の量を、物理的な方法か、生物学的な方法で計測する。重量偏差試験では、錠剤ごとにサイズ、つまり一回の服用量を計る。含有均一性試験は、サンプル内あるいはサンプル間の、一回分の服用量の差の許容範囲を定める。純度試験では、主にコデイン、アンモニア、「その他のアルカロイド」など、モルヒネの試料に存在しないはずの物質の混入を調べる。一九五〇年には六番目の方法が追加された、それは崩壊試験で、溶液内での溶けやすさを測る。(7)

『米国薬局方』の基準は、一九〇六年純正食品・医薬品法が定める性状、純度、均一性を証明する正式な方法として採用された。しかし、米国薬局方協会（ＵＳＰＣ）は、一八二〇年に上院議会でその最初の会合を開いて以来、準公的な立場にあったものの、基本的には医師、薬剤師、処方薬メーカーによって構成される民間団体だった。従って、基準の制定には、大手製薬会社の協力が欠かせなかったのだが、それらの企業はどこも、独自のマーケティング戦略によって他社と自社の製品の差別化を図ろうとしていた(8)。

第一章で述べたように、二〇世紀半ばまで、処方薬業界は同じ基準、すなわち薬局方に従って医薬品を売っていた。消費者は薬局方にわずかながら信頼を寄せ、処方薬メーカーはその恩恵を被っていたが、薬局方の基準をあえて軽視する傾向も見られた。『米国薬局方』と『国民医薬品集』のお墨つきは、科学的にマーケティングされる処方薬と、市販薬を区別する役に立った。だがその一方で、どの会社も、自社の検査方法や品質管理方法の方が、薬局方が定める最低基準よりも優れていることを示そうとした。ライフル製造から電気工学まで、さまざまな分野の技術史家が述べるように、工業基準は、製品に対する一般人と専門家の信頼を高めるものの、個々のメーカーが独自のノウハウを発揮する余地を残している。ゆえにその基準に従って同じになっているはずの品質、均一性、性状について、各社は自社製品が他社のものと違うと主張できるのだ。

従って、例えばスクイブ社のモルヒネは、錠剤であれ、液体の薬であれ、米国薬局方が定める基準に沿う薬と同等と見なせるが、完全な互換性があるのはスクイブ社のモルヒネだけなのだ。少なくとも、スクイブ社のマーケティング担当は、顧客にそう信じ込ませた。公的団体(USPC)の基準と民間組織(スクイブ社)の基準に差があることは、医師、薬剤師、消費者にとっては、スクイブ社の製品の方が同等とされる他社製品より価値が高いことを意味した。だが、スクイブ社の幹部と専門スタッフ、そしてイーライリリー社、パーク・デービス社、アップジョン社など競合他社の幹部と専門スタッフは、同じ時期に米国薬局方改定委員会のメンバーを務め、自社製品の分析に用いる薬局方の基準の制定において、中心的な役割を担った。ほかの多くの業界と同様に、民間基準を制定する人々が、公的な基準も制定していたのである。(9)

医薬品基準を最初に定めた人は、公式の仕様と民間の仕様の間に、企業秘密とノウハウが占めるグレーゾーンを設けた。たとえば、ジギタリス――二〇世紀に広く使われた有名な強心剤――の仕様について、パーク・デービス社をはじめとするメーカーは長年にわたって、自社のジギタリス製品は高い基準に沿って生産されていると主張してきたが、その生物学的定量法は一九一六年になってようやく第九改正米国薬局方に掲載された。しかも、その時、「カエルを使って一時間試験を行う」方法(ジギタリスを投与したカエルと、対象群のカエルを比較する)が推薦されたが、その試験の詳細はあえて曖昧にされた。一九三九年になって、その基準に対して、ばらつきが激しいという批判が起きたため、協力研究所一〇ヶ所が六万匹以上のカエルを使った実験の結果を統合し、ようやく、ジギタリスの効能の明確な基準を制定した。(10)それまで、パーク・デービス社をはじめとするメーカーは、自社製品は高い基準を満たしていると言い続けた。

二〇世紀半ばになると、生理学と薬理学の交差から、公的な薬局方の基準を制定する人々は新たな問題に直面した。一般名に関するキーフォーヴァーの公聴会が開かれた数ヶ月後の一九六〇年八月、米国医療薬剤師会の会合で、ニューヨーク州立大学バッファロー校薬学部の教授ゲアハルト・リーヴァイは、薬剤師が利用できる医薬品の同等性と差異を評価するツールは非常に限られている、と訴えた。リーヴァイは、オタワのカナダ食品医薬品研究所のD・G・チャップマンとJ・A・キャンベルらが一九五〇年代初期に始めた研究に言及した。チャップマンらは、市販されているマルチビタミンについて、リボフラビンのような微量栄養素の吸収率を調べ、どの商品も、適切な量のリボフラビンを血流に届けることはできないという結論に達した。どの商品も錠剤で、化学的なリボフラビンを必要量含有していたが、最も効率が良い錠剤でも、期待される分量の八〇パーセントしか血流に届けられなかった。最も効率が悪いものでは、わずか一四パーセントだった。[11]

リーヴァイは、ビタミンの吸収が限られていても、市民の健康への影響はほとんどないだろう、と前置きしながら、同じカナダの研究者らが、長時間作用型の結核治療薬、パラアミノサリチル酸にも似たようなばらつきを発見したことを指摘した。[12] この活性薬剤の全製品について、性状、純度、用量が同等であることが確認されていたので、既存の同等性の基準からすれば、そのような違いは出ないはずだった。原因は、製薬会社が徐放性製剤に用いるシェラック・コーティングにあった。その違いが胃と小腸でカプセルが溶ける時間に影響し、ひいては薬の吸収と全般的な臨床効果に影響したのだ。[13] チャップマンと同僚がさらに調査を進めた結果、薬局方による同等性の基準は、薬がいつどのように体内に吸収されるかについてはまったく無視していることがわかった。

チャップマンとキャンベルの研究は、「生物薬剤学」という新しい学問分野の礎となった。それは、二種の薬を同一と見なすには、品質、純度、有効成分の分量の他に、どのような知識が求められるかを問う学問である。例えばスミスクライン&フレンチ社は、一九五七年にスパンスルという独自のシェラック・コーティング技術の特許を取り、商標登録した。それはシェラック・コーティングした粒状の薬をゼラチン製のカプセルに入れるという技術だ。チャップマンのグループが、スパンスル処理したスミスクライン＆フレンチ社のデキセドリン（アンフェタミン）と、シェラック・コーティングした別のアンフェタミンの製品七種を比べたところ、一五ミリグラム摂取して尿に排出される量は、製品によって大きく異なった。ある製品はわずか五ミリグラムしか吸収されなかったが、別の製品では一五ミリグラムがすべて吸収された。[14]

問題はシェラックに限らなかった。薬の物理的要素のほぼすべてが、吸収に影響しているようだった。一九六〇年、抗凝血薬ジクマロールを生産するカナダの製薬会社は、錠剤を半分に割りやすい形に変更したところ、患者と医師から苦情が出るようになったと報告した。ジクマロールを服用する患者は、容量反応を調べるために、血液と尿の検査を何度も受ける必要がある。薬が多すぎると出血死に至るおそれがあり、薬が少なすぎると血栓で命が危うくなるからだ。この新しくなったジクマロールは、『米国薬局方』の純度、性状、中身、崩壊の点では、前の薬とまったく同じだったが、服用すると、すぐ血圧が下がった。それを受けて同社は「溶出時間」に焦点を当てて形状を再び変えたが、今度は医師から効き目が強すぎると苦情を言われた。同社の研究所は医師に、この新しい錠剤で改めて患者にふさわしい量を調べるようにアドバイスした後、『カナディアン・メディカル・アソシエーション・ジャーナル』の編集長に書簡を送り、このエピソードから二つのことを学んだと報告した。

一、生体内の反応を予測するのに生体外のデータは使えない。

二、有効成分が同じでも、ブランドが違えば、生理学的反応が異なる可能性がある。商標には、商業

主義を超えた意味合いがある。(15)

リーヴァイは、一九六〇年に米国医療薬剤師会で研究成果を語る中で、薬局方の基準で同等とされる薬に実は大きな違いがあることを示す、あれやこれやの新しい証拠を挙げ、同等性の科学はまだ力不足だと主張した。ミシガン大学臨床薬理学アップジョン寄附講座教授のジョン・G・ワグナーを始めとする生理学志向の薬理学者も、リーヴァイの主張に賛同した。ワグナーも、徐放性カプセルと腸溶性錠剤がもたらした新たな問題に関心があった。ワグナーは、動物を使って薬物吸収を調べる方法を考案した。訓練した犬を、腹を空かせた状態でX線透視台に横たわらせ、X線造影剤を充塡した腸溶性錠剤を与える。次に、その腹を連続してX線撮影し、錠剤の中身が消化管に吸収される様子を調べるのだ。その結果、まったく同じに見える錠剤でも、体内での作用は大きく異なるという決定的な証拠が、目に見える形で得られた。(16)

ワグナーは、薬の効能は「それが含む化合物の、分子構造の活動だけに依拠する」と考えようとする医師や薬剤師をたしなめ、効能の同等性と差異の証拠をさらに求めるよう促した。「薬の作用には、溶出、拡散、吸収、輸送、結合、分配、細胞による吸収と細胞への移送、代謝、排泄が関わっており、分子構造はきわめて重要だが、要素のひとつでしかない」と彼は結論を下した。(17)

驚くまでもないが、リーヴァイとワグナーの研究は、研究開発中心の製薬業界の強力な経済的支援を得ていた。ワグナーはミシガン大学のアップジョン寄附講座のトップで、アップジョン社の医薬品研究部門の職を兼任していることから、業界との結びつきは明白だった。彼はアップジョン社でもミシガン大学でも、狙いとする部位までの薬の送達が薬効に影響するしくみについて研究していた。生物薬剤学という新分野は、摂取された薬の生物学的利用能の差を調べる。経口薬の場合それは、あるカプセルの中身がどのようにしてカプセルから外に出て消化管に入るか、消化管に入った薬は、どのようにして細胞膜を通過して血流にたどり着くか、そして血流に入った薬の成分は、どのようにして最終目的地である部位に到達するか、そのプロセスを研究することだ。

ワグナーは、長年にわたって研究をつづけ、薬の量と効果のグラフは必ずしも直線ではなく、最初と最後が平らで、まん中が急勾配というS字カーブを描きがちであることを記録した。つまり、摂取量が少ないと吸収率は低く、摂取量が多いと吸収率は高く、その中間は急勾配を描くのだ。ゆえに、比較的水に溶けにくく、適量の幅が狭い薬の場合、分子的には同じ薬でも、溶出度や吸収率が少しでも違えば、効能は著しく変わるだろう。ワグナーのS字カーブ理論は、生体外と生体内の新しい臨床試験をどう定めるのかという建設的な批判も形作り、研究室での実践、薬理学教育、そして規制の方法に影響した。[18] この生物薬剤学の一部として、薬が身体のさまざまな部位に届く様子を計測しモデリングする分野が誕生し、ワグナーとカリフォルニア大学サンフランシスコ校の薬理学者エイノ・ネルソンは、それを薬物動態学と名づけた。この表現を思いついたのはワグナーではなかったが、化学的に同等な薬の生物学的な違いに関する彼とネルソンの研究が、この新たな基礎科学の普及を牽引したのは確かだ。[19]

研究のカギ——薬物の溶出の生体外モデル

実証的な科学である薬物動態学は、薬の違いだけでなく同等性の証拠としても利用できた。『米国薬局方』とFDAの多くの人が、薬物動態学モデルに期待したのは、金のかかる生体内テストから生体外テストへの移行を助けることではなく、より優れた生体外テストの構築を助けることだった。[20]『米国薬局方』の崩壊試験の基準が、イヌや人間の消化管における薬の吸収をうまく予測できないとしても、生体外テストの優れた実験を構築すれば、それが可能になるかもしれない、と考えたのだ。一九六〇年代初め、USPCの理事のロイド・ミラーは、既存の物理化学的な手法では、水に溶けにくい一部の薬の同等性を証明できないと確信しつつあった。すでにワグナーから薬局方の編者たちに、セメントの粒子をつめたカプセルを検出するテストを考案せよ、との挑戦状が届いていた。

崩壊試験でわかるのは、錠剤が分解されて、器具のふるいの目を通って落ちるほど小さくなるまでの時間だけだ。その小さい粒子から薬効成分がどのくらいのスピードで放出されるかは、この試験では全くわからない。セメントや金属などでも、粒子にして、圧縮して錠剤にすれば、USPCの崩壊試験をパスするだろう。だが、生体内では、この粒子はまったく変化せずに消化管を通過し、便と一緒に排出されるはずだ。[21]

そこでミラーはUSPCのグループに、医薬品の同等性を調べるより良い生体外モデル、すなわち、改良版の「溶出試験」を作るよう命じた。それが完成すれば、体内での吸収と分散を生理学的に説明する新たな薬剤動態学のデータと組み合わせることができる。米国製薬工業協会（PMA）も錠剤委員会を設立した。率いたのはスミスクライン&フレンチ社の工場技術責任者のチャールズ・M・ミッチェルだ。この委員会がメンバー企業に課した任務は、自社製品六〇品目のデータを集めて、「許容域」に関する問題を検討し、製品が間違いなく自社の主張通りであることを証明する、実際的な試験を提案することだった。[22]

一九六一年一〇月、PMAの錠剤委員会は、錠剤の同等性を管理する新たな基準の草案を作成した。その草案では、製品の差違の許容範囲の基準として、許容域の概念を用いた。許容域が一〇パーセントなら、九〇パーセントから一一〇パーセントまでが許容範囲になる。許容域五パーセントでは、九五パーセントから一〇五パーセントまでが許容範囲だ。しかし、アップジョン社、イーライリリー社、スミスクライン&フレンチ社などの大手企業では、溶出試験の許容域をどう定めるかについて延々と議論が続いた。なぜ九〇パーセントから一一〇パーセントであって、九九パーセントから一〇一パーセントでも、八〇パーセントから一二〇パーセントでも、七五パーセントから一二五パーセントでもないのか。委員会の任務は、最低基準値（たとえば七五パーセントから一二五パーセント）を決め、それより厳しい基準に沿っている（たとえば九五パーセントから一〇五パーセント）と製薬会社が宣伝できるようにすることなのだろうか。あるいは、すべての会社が達成すべき絶対的な基準を定めることなのだろうか。[23]ミッチェルはPMA所属企業に、自社内で用いている、一単位ごと、錠剤ごとの差異を管理する方法を教えてほしいと依頼した。しかし、「残念ながら、委員会が入手した参考資料や情報源のいずれも、検査方法について十分な詳細を述べておらず、出発点にさえならなかった」。[24]

中にはかなり積極的な企業もあった。アップジョン社のC・ルロイ・グレアム——ジョン・ワグナーと連携し、USPCの改正委員会の委員も務めた——は、自社の溶出試験方法の概略をミッチェルに送った。それによると、アップジョン社では、(『米国薬局方』の第一六章溶出試験に定められているように)針金製のバスケットに入れた錠剤を水を入れたビーカーの中で揺らして、溶けるのをただ眺めるのではなく、二段階のプロセスを採用して、実験環境をできるだけ人間の消化管に似せていた。まず「胃の段階」として、「温かい塩酸溶液に錠剤をひたす」。次は「消化の段階」で、水酸化ナトリウムとリン酸カリウムを混ぜた緩衝溶液を用いて、薬を吸収する小腸のpHを再現するのだ。[25] しかし、PMAとUSPに所属する他の企業は、あいまいな賛意を示したり、修正を提案したりするにとどまった。『国民医薬品集』の責任者であるエドワード・フェルドマンは、人体内部により似せるために、「標準体温」を摂氏三七度(プラスマイナス二度)にしては、と提案した。[26]

関係者は皆、本物の人間で自分たちの製品を試験しなくてもすむよう、実験室で人間の消化管を再現しようとした。中には少々奇抜なものもあった。一九六三年に、サイモン博士という人物から錠剤委員会に送られた提案書は「エルベカAT-3」(図5)を推奨していた。これは、酸性度や温度にとどまらず、視覚的にも動力学的にも、消化管の仕組みを模倣していた。「エルベカは、空洞のガラスのリングが等間隔でくびれている。このくびれがリング内の表面積を増やす。くびれ、または畝は、回転しているリングの中での錠剤の自由な動きを妨げ、錠剤が畝にぶつかって転がる動きは、腸の消化作用に相当する。ガラスのリングは変速モーターによって回転し、試験用の液体は蠕動ポンプで循環される」[27]

吹きガラスは胃と腸の組織のひだを、蠕動ポンプは腸壁の平滑筋の蠕動運動を模していた。委員会のメンバーは、研究室で疑似腸を作成しようとするこの試みを、生体内プロセスを生物学的に生体外で再現したものとして絶賛した[28]。

だが、PMAとUSPCの委員会の一部のメンバーは、崩壊と溶出の違いに臨床的意味はないかもしれず、少なくとも病院、製薬業界、FDAの分析研究施設全体に大々的な変更を命じるほどの意味はないのではないか、と懸念を表した[29]。第一、試薬が高価だった。生体内試験に相当する生体外試験を行うには、機械だけでなく、実験試薬となる酵素や生化学的反応剤も相応な量が必要とされたのだ。一九六八年にPMAは、『米国薬局方』の疑似胃液がペプシンを含むか含まないか、あるいは『米国薬局方』の疑似腸液がパンクレアチンを含むか含まないかといったことで大騒ぎするのはやめてほしいと、USPCに申し入れた。そのどちらで調べても、効能の違いは検出できなかったからだ。「以前は、錠剤の崩壊試験は、消化管での吸収に似せるべきだという考えに基づいて、酵素がこれらの液体に含まれていたが、酵素の有無によって崩壊試験の結果に

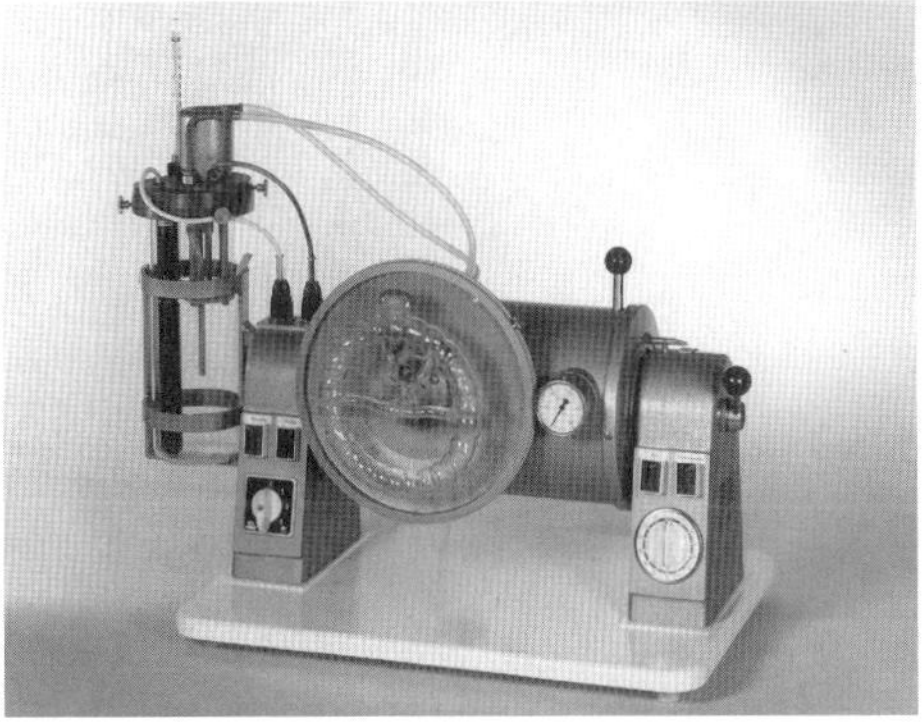

図5　錠剤の生理学的しくみ：機械式の腸。エルベカ AT-3は、人間の胃と小腸における錠剤の吸収をシミュレートするために設計された。吹きガラスと「蠕動ポンプ」でできていて、錠剤を人工の胃液・消化液にひたす。
"Memorandum: Erweka Tester AT-3," September 9, 1963, box 43, f 25, USPC. Courtesy of Wisconsin Historical Society.

違いが出たかどうかは、極めて疑わしい」という結論だった[30]。一九七〇年、USPCは初めて、主要医薬品一四品目について溶出試験要件を公表したが、その頃には、医薬品吸収の生体外モデルが実際の医療や投薬に恩恵をもたらしたかどうかは、疑問視されるようになっていた[31]。

差異の科学に投資する

製薬会社は、協力して生物薬剤学的な同等性の公式基準を定めようとしたが、その一方で、それぞれ自社の品質保証基準は公式の最低基準よりも優れていると宣伝した。この矛盾は、早くも一九六〇年代にテキサスの二人の医師――ハイメ・デルガドとフランク・コスグローヴ――が書いた、ジェネリックの同等性にまつわる欺瞞についての記事に記されている[32]。二人はこう主張した――分子と薬のあいだには、「薬学のノウハウ」という領域がある。薬学のノウハウとは、薬剤成分から実際に効く薬を作れるかどうかという企業の相対的な能力を意味する。このノウハウという概念は、プロセスの矛盾を浮き彫りにする。すなわち、業界の基準を正しく定めるために必要な知識の大半が、意図的にその基準から省かれるのだ――。

技術史家のエイミー・スレイトンは、電気技師の例を挙げた。同じ業界で競い合っている企業は、共通の技術基準を設定することにはたいてい同意する。彼らは話し合うための共通の言語を必要としており、また、自分たちの仕事と製品の専門的な土台について、広く世間の信頼を得るには、共通の基準が欠かせないとわかっているからだ。しかし、基準によって作業のあらゆる側面を厳密に定義しようとすると、特定の企業の占有権や、熟練した技術者の需要を脅かすおそれがある。したがって競合する企業は、すべての製品や技術が同じだと太鼓判を押すための基準ではなく、「限りなく実用的」な基準を制定しようとする。つまり、多くの企業が同じような製品・技術を扱えるほどには明確だが、その製品・技術をすべて同一として、企業の利益を損なうほどには明確でない基準、ということだ。

製薬会社、医師、薬理学者は、名門企業とダメな企業を隔てるのは薬学のノウハウだというデルガドとコスグローヴの意見に賛成した。ハーバード大学の薬理学者デイル・フレンドは、名門企業では、「調合には薬学の最高の「ノウハウ」が用いられ、適切な管理がなされて記録が残るよう多大な努力を払っている」。したがって、「適切な管理がなされず、高品質の製品を生産する薬学のノウハウもなければ、努力もしない」企業の製品とは同一視できない、と述べた[33]。だが同時に彼は、「ブランド薬とそのジェネリックとの違いの多くは、先発薬の生産上の秘密」であり、生物薬剤学という新しい科学が、ノウハウというブラックボックスを開いて、その中身が広く知られ、使われるようになればいいのだが、と嘆いた。そしてさらにこう続けた。「FDAとUSPCが、効果のある薬の組成にますます興味を深めているのは理由があってのことだ。有効成分の量が同じというだけでなく、不快な副作用を最小限にしつつ、効能を最大限にする方法で調合できるようにするためなのだ[34]」。

フレンドの主張は、同等性の科学の政治と経済に別の側面があることを示唆している。ワグナー、リーヴァイ、ネルソンといった生物薬剤学や薬物動態学のパイオニアは、アップジョン社などの企業から潤沢な研究資金を提供されていた。生物薬剤学がもたらした差異の証拠は、同等性の基準の信用性を損ない、企業独自のノウハウという製薬会社の主張を後押しした。そうした差違の証拠は、製薬業界の広報部隊によって広められ、ブランド薬とジェネリックの根本的な違いを広く世間に訴える根拠となった。だが同時に、薬物動態学という新しいモデルがUSPCやFDAのような組織で利用されるようになり、当初、差異の科学であったそれは、やがて同等性の科学へと変貌した。これらの新たな科学を、経済的な利益が絡んでいるからと一蹴するのは、早計に過ぎる。ブランド薬対ジェネリックの対立から薬物動態学が生まれたように、イデオロギーの対立から新たな科学領域が出現した例を調べると、もう一つの真実が浮かびあがってくる。利益が対立する場所から新たな科学活動が生まれたのだ。

一九六〇年代末の、溶出試験の生物学的土台をめぐってのUSPCとの交渉は、製薬業界が行った、薬の同等性と差異の基準を定めるために調整作業の中で、最も容易なものだったかもしれない。一九六七年の議会で、ブランド薬の代わりにジェネリックを使うことを義務づける法案が三本、提出されたが、すべて否決された。そのうち一本の主要な起草者であるルイジアナ州選出のラッセル・ロング上院議員は、化学的に同等なジェネリックに変えれば、米政府が毎年処方薬に支払う税金五億ドルのうち、一億ドル以上を削減できる、と訴えた。前にも触れたが、同年に始まった製薬業界の競争に関するゲイロード・ネルソンの上院公聴会も、ブランド薬をジェネリックに変えたら、莫大なコストを削減できると大々的に主張した。エステス・キーフォーヴァーの公聴会と違って、ネルソンの公聴会の目的は、同等性の証拠をさらに強固にするところにあった。[35]

ネルソン自身はチャップマン、ワーナー、リーヴァイの主張を、業界から潤沢な資金提供を受けて些細な差異をまとめた煙幕のようなものだとして切り捨てた。それに相対する証拠として、ネルソンは、『国民医薬品集』と『米国薬局方』の編集主幹から、ジェネリックの同等性と互換性に関する力強い証言を引き出した。彼らは、今日の生物薬剤学分野における差異の発見は理論的なものが中心だと発言した。そして、『米国薬局方』か『国民医薬品集』の基準を満たしている薬のうち、臨床試験において生物学的な差異が見られたのは、ごく一部のほんの五例足らずであり、治療効果に明確な違いがあったものは皆無だった、と証言した。[36]

理論上の差異という観点に立てばブランド薬はそれ自体とも同等とは言えない、と『国民医薬品集』の編集主幹エドワード・フェルドマンはネルソンに語った。PMAの錠剤委員会の調査によってわかったように、同じブランド薬でも生産単位が違えば、ブランド薬とジェネリックの違いと同等か、それ以上の違いがあった。たとえFDAが、すべての工場で生産される全医薬品の全バッチを調べることができたとしても、大量生産される薬の、一錠ごとの微妙な違いをなくすことはできない。「専門的な観点から言えば、完璧な「医薬品の同等性」などあり得ないのです」とフェルドマンは続けた。[37]

さらにフェルドマンは、業界基準の目的は、対象が医薬品であれ、トランジスタであれ、ディスクブレーキであれ、チョコレートバーであれ、まったく同じだと証明することではなく、あらゆる重要な点で十分似ていると証明することだ、と主張した。医薬品の基準が消費者に害をもたらしたという証拠はなかった。「公式の薬局方の基準を遵守する製品の、臨床的な欠陥が誇張されているせいで、わたしたちは混乱させられているのです……しかしこの問題は、もはや巨大で不吉な亡霊ではなく、ささやかな影のような存在と見なされています。それが必要とするのは、客観的で、公平で、科学的な調査です」。従って薬局方の仕事は、観察された差異のすべての情報を注意深く検討し、どれが重要でどれが些末かを判断することなのだ。[38]

数週間後、スミスクライン＆フレンチ社の品質管理担当役員が、錠剤とカプセルの調剤のわずかな違いが生理学的影響を及ぼしていることを裏づける追加の証拠として、二一件の参考資料と総説のリストをネルソンの小委員会に提示した。(39) また、後にファイザー社が出したパンフレットは、フェルドマンが生物薬剤学を批判した件を、政治的な動機によるものだと逆に批判した。問題は、非同等性が問題なのかどうかではなく、その頻度なのだ。

明らかに、質ではなく頻度が問題なのだ。……仮に、一〇〇種の薬があるとしよう、それぞれジェネリックが複数あるとする。その先発薬五つについて、ジェネリックとの臨床上の同等性を調べたところ、どの先発薬も、少なくとも一種のジェネリックが、体内の吸収に関して重大な欠陥があったとする。これについて、二通りの解釈ができる。まず、非同等性が、一〇〇種の薬のうち五種に確認されたと考えれば、その割合は五パーセントだ。これなら確かにささやかな影でしかない。しかし、非同等性が、五種の薬のすべてに確認されたと解釈すれば、割合は一〇〇パーセント。これは巨大で不吉な亡霊だ。あなたはどちらを選ぶだろう。(40)

薬理学者と製薬会社の幹部は、ゲイロード・ネルソンの前で、生物薬剤学の原理を説き、既存の公的基準では薬の同等性を保証できないことを生物薬剤学は暴いた、と説明した。ネルソンは時に苛立ちながらも、辛抱強く耳を傾けていたが、イーライリリー社の副社長のヘンリー・デブーストが、ブランド薬には間違いなくジェネリックとは違う無形の特長があると主張すると、ついに怒りを爆発させ、ブランド薬からジェネリックに変えて、実際に害があった患者がいるのか、と単刀直入に訊いた。

ネルソン上院議員　あなたがおっしゃっているのは、薬局方の基準に合う二種の薬の効能が同じだという臨床上の証拠は、製薬業界にも医療の現場にもまったく存在しない、ということですか？　あなたはそう証言しているのですね？　わたしが伺いたいのは、薬局方の基準に合致した二種の薬の効能が同じではないと言い張るだけの証拠を、米国のどこかの製薬会社が持っているのか、ということです。そのような主張を何度も聞き、そのたびにわたしは証人に、臨床的な証拠があるのかと尋ねてきました。しかし、証拠を提示されたことは一度もありません。

デブースト氏　たしかにその証拠はありません。(41)

ネルソンは、イーライリリー社の主張は主に理論上のものであり、高度な実験科学の裏付けがあるような雰囲気を装っているが、ジェネリックの効能がブランド薬より劣るという証拠はまったく提示していない、と非難した。確かな違いがあるという証拠がないのであれば、納税者は、安価なジェネリックに高いブランド薬と同等の効能があると、考えてもいいのではないか。

おそらくデブーストは知らなかっただろうが、彼が証人として議会に呼ばれるずいぶん前に、彼とのやりとりはリハーサルされていた。ネルソンのチームは、ブランド薬とジェネリックの差異の証拠とされるもののすべてに目を通し、それらは完全に否定できると確信していたのだ。この公聴会を導いた、ネルソンのスタッフを務めるエコノミストは、後にこう回想した。「情報を手に入れていなければ、公聴会を開くことはありません」。「思うに、公聴会は、法案を求める声を作り出すために、つまり、国民を動かすために開くのです。言うなれば、公聴会は情報のために開くのです。と言っても、わたしが情報を得るためではなく、国民に情報を伝えるためです。わたしは質問を全部知っていましたし、その答えも全部知っていました。前もって答えがわかっていなければ、質問はしません。公聴会を開いた目的は、我々が進めていることを国民に知ってもらうところにあったのです」[42]。その「進めていること」とは、化学的に同等なブランド薬とジェネリックには完全な互換性があることを多くの人に支持してもらおうとする企てだった。本章で取り上げた、効能の差異に関する新しい科学の台頭を目の当たりにしたネルソンと彼のチームは、それらを、業界の利益を図るためだと解釈した。また彼らは、ブランド薬メーカーと、医薬品の基準を制定する人々とのなれあいを知っていた。さらに彼らは、生物薬剤学という新分野の専門家の言い分に耳を傾け、彼らの発見は現実というより理論上のものであり、疑いが存在するはずのないところに業界が疑いを捏造した、と考えていた[43]。

だが、ゲイロード・ネルソンほどの人脈をもつ人でさえ、最初からすべての情報を入手できたわけではなかった。一九六七年一〇月、新しいデータがネルソンの主張を覆すべく登場した。

第七章　差異の意義

『米国薬局方』の基準さえ守れば、最高品質の医薬品ができあがるわけではない……素晴らしい料理本のレシピに忠実に従っても、主婦が料理下手だったり、老朽化した調理用コンロ、あてにならない秤、使い勝手の悪い調理器具を使ったりしていたら、おいしい料理にならないのと同じだ。

スミスクライン&フレンチ社『視点に関する必読書』、一九六一年

一九六六年、パーク・デービス社のヒット商品、クロロマイセチン（抗生物質のクロラムフェニコールを主成分とする）の特許が切れる直前に、同社の社長、オースティン・スミスは、米国食品医薬品局（FDA）長官のジェームズ・ゴダードと会って、やがて競争相手になるジェネリックメーカーに対する懸念を語った。スミスは、ジェネリックメーカーに原材料を供給する外国の工場に対するFDAの監査ははなはだルーズで、そこではパーク・デービス社の工場とはまったく違う「工程、環境、原材料」が用いられていると訴えた。スミスは「この問題は非常に複雑で、理解しにくく、文章にするといっそうわかりにくくなる」と述べ、新参者のジェネリックメーカーは、クロラムフェニコールにはクロロマイセチンと同等の効果があることを示すプラセボ比較対照試験の結果の提出を求められてしかるべきではないか、とゴダードに迫った。

ゴダードは、製薬会社の幹部に教えていただかなくても、この件についてはよく知っていると、いささかぶっきらぼうに返し、こう続けた――。クロラムフェニコールの安全性と効能が、かつてパーク・デービス社がFDAに申請し、承認されたことによって、確立されているのであれば、他社に新たな臨床試験結果を提出させるのは、道義上望ましくない。おまけに、これまでに承認基準を満たし、大量生産されたクロラムフェニコールの中に、臨床上の効果がないと判明したものは一つもない。ジェネリックが、十分な純度、品質、性状、強度を備えた大量生産のクロラムフェニコールを原材料としているのであれば、同一と見なせるほど、クロロマイセチンに似ているはずだ。(1)

差異をめぐる議論に破れたパーク・デービス社は、独占していたクロラムフェニコール市場から得ていた年間七〇〇〇万ドルの利益を失うことを覚悟した。だが、土壇場になって、同社の運命は西海岸の熱帯魚販売業者からの苦情によって救われた。この男性は、病気に感染した魚を治療するために、クロロマイセチンのカプセルを定期的に水槽に入れていたが、マッケソン&ロビンス社製のジェネリックが売り出されたので、さっそくそちらを購入した。ところが、その一個目のカプセルを水槽に入れたところ、カプセルは溶けず、それどころか水面に白いかすが浮かび、何匹も魚が死んだ。地元のパーク・デービス社のセールスマンがその一件を上司に報告し、さらに上へと伝わって、ジョゼフ・サダスク博士の耳に届いた。サダスクはFDA医薬品局の責任者の職を辞して、パーク・デービス社の科学管理部門で働き始めたばかりだった。(2) サダスクのチームは、クロロマイセチンとそのジェネリックを比較する生物薬剤的分析を繰り返した。その結果、クロロマイセチンとジェネリックでは血流への吸収率が違うことがわかった。

サダスクはこのデータを一九六七年四月にFDAに提出した。FDAはフロリダの米軍基地で被験者を募り、クロラムフェニコールの吸収率の比較臨床試験を実施することにした。そして、ジョン・ワグナーが開発した手法によって調べたところ、その血中濃度の「曲線下面積」は、ジェネリックの種類によって大きく違うことがわかった。マッケソン&ロビンス社のジェネリックを服用した被験者の中には、血中に薬の成分がまったく検出できない人もいた。さらに吸収率を生物薬剤的に分析したところ、クロラムフェニコールは溶けにくいだけでなく、消化管の比較的短い区間でしか吸収されないため、製剤の微妙な違いが血中への吸収に大きな違いをもたらし得ることが判明した。(3)

この研究が行われている最中に、FDA長官のゴダードは、ラッセル・ロング上院議員（民主党、ルイジアナ州選出）のインタビューを受けた。ロング上院議員は、ブランド薬の代わりにジェネリックの使用を義務づける法案を後押しする活動を続けていた。ゴダードへのインタビューは、FDAがジェネリックのリストを出せない理由を明らかにするためだった。ゴダードは、リストをなかなか出せないのは「医薬品の供給が洗練されていく過程で起きた大きな変化」が原因だと述べた。その変化の結果、吸収率のわずかな差が昔より重視されるようになった。「生産方法の小さな違い、製品のサイズ、使われている賦形剤、錠剤のコーティングの種類、錠剤成型機の圧力など、数多くの理由が専門的な論文に記されてきた」。規制当局にとってそれは新たな障壁となった。

たしかにこの問題は、製品の大多数に見られるわけではありませんが、実験室での検査プログラムは総じて信用できるのだろうかと、人々に懸念させ、躊躇させる程度には起きています。かつて実験室での検査プログラムは、FDAがジェネリック擁護の一番の根拠としたものでした。しかしそれは、薬がUSPC（米国薬局方協会）の基準に合致しているどうか、実験室で正確な分量の塩酸が入っているビーカーに入れて、溶出と崩壊の時間を計測すれば、それで終わりでした。
しかし今では、薬の吸収について以前より多くのことが判明しました。粒子のサイズ、薬の形状、酸性薬かどうか、異なるラジカルが載っているかどうかで効果は変わります。国防総省は苦労してそれを学びました。すでにその実例は起きています。だからわたしはごまかすつもりはありません。どんな質問にもオープンにお答えして、あなたが目的を果たすのを手伝いたいと思っています。(4)

ゴダード率いるFDAチームのメンバーは誰も、クロラムフェニコールのブランド薬とジェネリックが異なる理由を正確には説明できなかったが、この問題は無視できるものではないことを認識していた。クロラムフェニコールは副作用がかなり強い薬だった。生死に関わる薬でもあり、腸チフスや重度の敗血症といった、致命的な感染症だけに用いるのが理想とされた。被験者がジェネリックのカプセルを飲んだにもかかわらず、血流中にその薬をまったく吸収できなかったという観察結果から、ブランド薬とジェネリックの代替可能性を主張するために用いられた手順は果たして適切だったのか、という疑問が生じた。一九六七年後半、パーク・デービス社の品質保証担当役員のレスリー・M・リュックは、ネルソン上院議員の公聴会で、クロラムフェニコールのジェネリックについて証言し、クロロマイセチンとそのジェネリック三種は生物薬剤学的に同等ではないということを、八〇〇〇件以上の分析試験に基づく一三件の図と表を用いて、説明した（**図6**）。

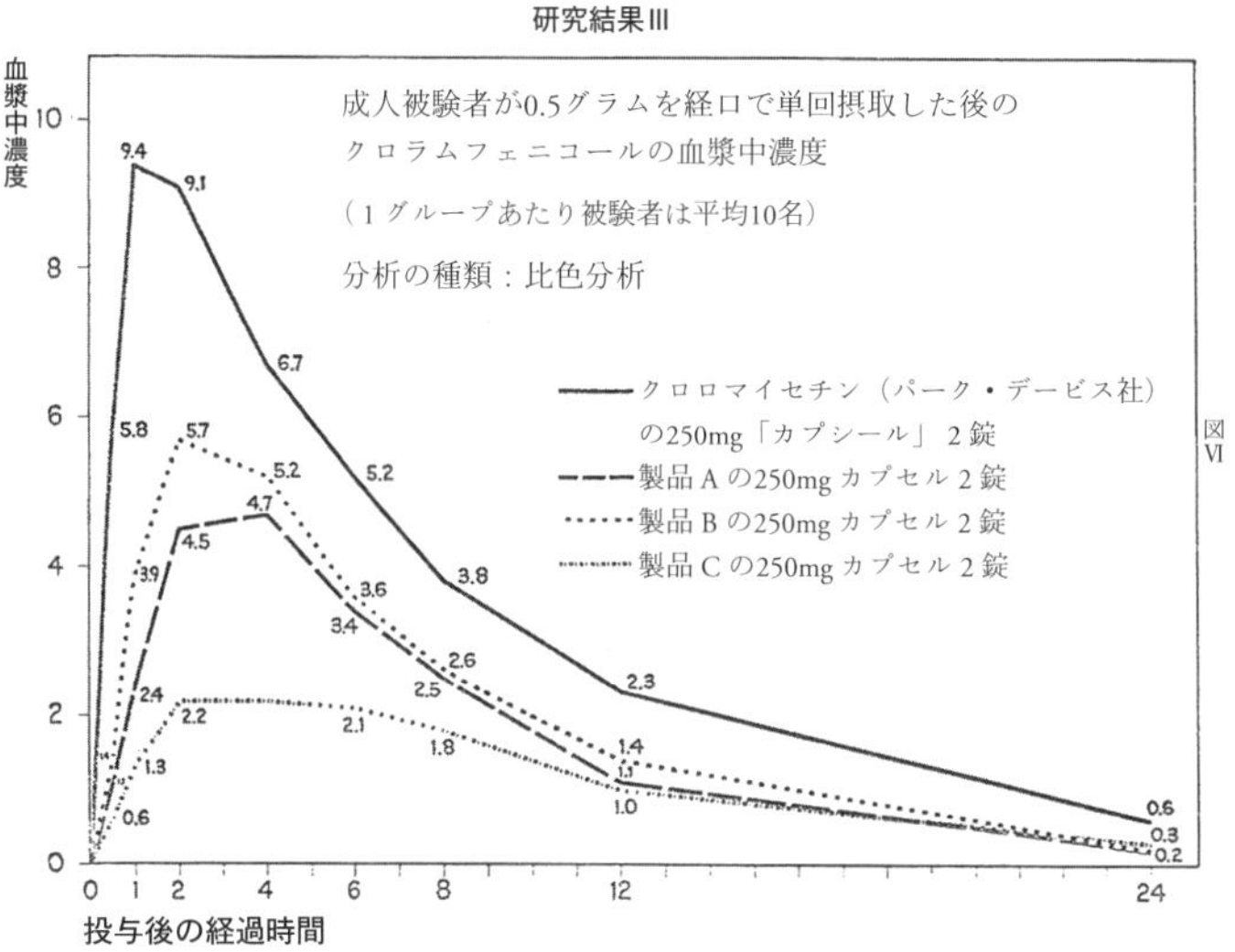

図6　1967年の公聴会でパーク・デービス社が提示した13の図表のひとつ。クロロマイセチンとそのジェネリックの、血中濃度の差を記録した。
Series III, f "DESI PAC: Third Meeting," DES. Courtesy of the National Academy of Sciences.

関心はじきに賦形剤、結合剤、添加剤へと移った。それらは活性薬剤と共に、錠剤やカプセルに詰められている物質だ。パーク・デービス社は、自社製品はラクトース（乳糖）しか使っていないと明言していた。ゼニス社の製品にはステアリン酸マグネシウムとタルク、マッケソン社の製品にはデンプンと硫酸カルシウムが添加されていた。マッケソン社の錠剤に使われた不溶性のデンプンが、熱帯魚販売業者の水槽に浮かんだ白いかすの正体であるのは、間違いなかった。パーク・デービス社は、マッケソン社のジェネリックのカプセルを自社のセールスマンに配り、医師のオフィスで水の入ったグラスに入れるよう指示した。「ほら、溶けないでしょう？」と。[5]

これを受けて、FDAはクロラムフェニコールのすべてのジェネリックの認可をいったん取り消した。結果的に、パーク・デービス社のドル箱商品は、さらに一年、市場を独占することになった。(6) 最終的にFDAは、クロラムフェニコールのジェネリックの同等性を証明する新たな方法を考案した。被験者を使って、**図6**のような血中への吸収率を描いたグラフがクロロマイセチンのものと十分似ていると示すことにより、血漿中の生物学的利用能が同等である証拠とするのだ。(7) 一九六八年一月、FDAは、ラシェル・ラブズ社にクロラムフェニコールのジェネリックの販売を認可し、ジェネリックの生物学的同等性の証拠として、生体内の科学的データを求める方向に踏み出した。

だが、クロロマイセチンとクロラムフェニコールの差異が実証されてしばらくたった一九六九年三月の時点でも、ゲイロード・ネルソンは、「メーカーからも他の誰からも、USPCの基準を満たした薬の効能が異なるという確かな証拠は得ていない」と主張した。クロラムフェニコールの例を突き付けられると、それは例外だと一蹴し、「それはわたしたちが違いに気づいた唯一の薬であり、証拠もまだはっきりしない」とぶっきらぼうに言い返した。差異の証拠になったのは金魚と囚人の「被験者」だけで、本物の患者に対してジェネリックのクロラムフェニコールは治療効果がないという証拠はなかった。ゆえにネルソンは「クロロマイセチンとほかのクロラムフェニコール製品の血中濃度が異なるというだけでは、いずれかがより効果があり、治療効果に違いがある、という証拠にはならない」と主張することができた。(8)

議会の公聴会、宣伝パンフレット、医学誌を舞台として、ジェネリックの同等性の立証責任をめぐる攻防が続いた。ジェネリックメーカーは、自社製品がブランド薬と同じ効能を持つことを証明する新たな方法を見つける必要があったのだろうか。それとも、その立証責任ゆえに、ブランド薬業界は、それまでは主に理論上のものであった非同等性への懸念を詳細に報告するようになり、それが結果的に、実際の医療問題に発展したのだろうか。[9] ジェネリックの同等性のために新しい基準を設けようとするそれぞれの試みは、政治的な領域に突入した。そこで両陣営は、立証の基準と責任を等しく分かちあったわけではなかった。

生産の違い

ドル箱商品の特許が切れそうになっているほかの製薬会社からすれば、パーク・デービス社のクロロマイセチンの一件は、ブランド薬が、新しく参入してきたジェネリックという競争相手から市場シェアを守るモデルになった。一九六八年、アップジョン社は似たような戦略を使って先制攻撃をしかけた。自社の人気製品である糖尿病治療薬のオリナーゼ（トルブタミド）をジェネリックで代替することはできないことを示す科学的データを提出したのだ――もっとも、そのジェネリックはまだひとつも発売されていなかったのだが。

同年一一月号の『米国医学会雑誌』は、アップジョン社の科学者アラン・ヴァーレイによる特集記事を掲載した。それは「ジェネリックの非同等性」というタイトルで、オリナーゼを試験段階のジェネリックと比較するものだった。ヴァーレイのチームは、特許で守られた崩壊剤ビーガムの量を通常の半分にした、トルブタミド五〇〇ミリグラムの錠剤を作成した。他の条件は、USPCと国民医薬品集の基準を満たしていた。この自前のジェネリックとオリナーゼを、糖尿病でない被験者一〇人に、二重盲検交差試験で摂取させ、その後八時間にわたって、血中のトルブタミド濃度と血糖値を調べた。ヴァーレイは結果が目で見てわかるようにと、この二つの変数の「濃度曲線下面積」を図にし、USPCの基準からすると同等であるはずの、二つの薬の生物学的差異と、効能の差異を示した。(10)

ワグナーと同じく、ヴァーレイはアップジョン社とつながりのある臨床薬理学者で、薬物動態学分野における自分の責務と、雇用主であるアップジョン社に対する責務は対立しない、と考えていた。一九六八年に圧倒的勝利で上院議員に再選されたネルソンは、医薬品調査を再開したが、その過程でヴァーレイのトルブタミド研究に注目した。同年一二月に、ネルソンは医療倫理と臨床教育の指導的人物であるウィリアム・ビーンを召喚し、業界の利益の対立の事例として、ヴァーレイの研究について話しあった。ビーンは、ヴァーレイの研究は、実験室で小細工をして業界のプロパガンダをいかにも客観的な科学に見せようとする周到な企てだと批判した。ネルソンの側近であるベンジャミン・ゴードンは、ビーンの発言を聞いて以下の結論に至った。「(ヴァーレイが) 唯一示せたのは、アップジョン社は自社のトルブタミド製品より劣る別のトルブタミド製品を生産できるという事実だけだ……ただそれだけのことから、なぜヴァーレイは、あれほど壮大な結論に至ったのだろう。そもそもジェネリックのトルブタミドなど存在しないのに(11)」

ジョン・アドリアーニ(AMA(米国医師会)の薬事審議会所属)とロイド・ミラー(USPC所属)も、『米国医師会雑誌』がこのようなヴァーレイの報告を掲載したこと自体に驚いた。ミラーは同誌の編集委員にメモを送り、「貴誌のような名声ある専門誌が、医薬品にまつわる欺瞞でしかない報告をこれほど大きく扱う理由がわかりません」と率直に批判した。(12) アップジョン社は、「実験用ジェネリック」の錠剤も崩壊剤のビーガムも成分は企業秘密だと言って、他の研究施設での再実験に提供することを拒んだ。それを受けて、アドリアーニは、ヴァーレイを厳しく批判した。[13] 薬の機能の核となるものが、企業秘密で守られるというようなことがあり得るのか。「もしそれが錠剤の効能にとって欠かせないのであれば、それを箱に記載すべきではないのか？」とアドリアーニは問いただした。[14] その問いは、さらに大きな問題を示唆していた。もし生物薬剤学という新しい学問が、セラック、分散剤、結合剤、添加剤など、活性分子以外にも薬の働きに寄与するものがあることを実証したのであれば、それらもジェネリックでのコピーを可能にすべきではないか、という問題である。

ヴァーレイがＵＳＰＣの基準を批判したことは、ミラーをあきれさせた。Ｃ・ルロイ・グレアムなどのアップジョン社の科学者が「生理学的利用能に関するＵＳＰＣと国民医薬品集の合同審議会」の委員を務めていたので、なおさらだった。この審議会は新たな溶出試験方法を提案し、それは一九七〇年の第一八改正『米国薬局方』に盛り込まれることになっていた。ミラーがネルソンの側近のベンジャミン・ゴードンに怒りをぶちまけたように、ヴァーレイがその新たなＵＳＰＣ基準を例の研究に用いていれば、差異は見出せず、その報告が『米国医学会雑誌』のトップ記事になることもなかっただろう。ミラーはヴァーレイにあてた手紙で、アップジョン社の無責任な行動が薬局方のシステム全体を損なったと批難した。[15]

クロロマイセチンのケースでも、オリナーゼのケースでも、業界の科学者は、差異を明かす科学として生物薬剤学の手法を駆使し、ブランド薬とジェネリックの互換性がないことを示そうとしてきた。いずれのケースでも、ＦＤＡやＵＳＰＣといった基準を決める組織は、差異を証明するために用いられた生物薬剤学のツールは同等性を示すために使うこともできると、主張できたはずだ。もっとも、クロロマイセチンとオリナーゼのケースが同じなのはここまでだった。パーク・デービス社は、差異の証拠によって、クロロマイセチンの独占状態を一年伸ばすことができたが、ヴァーレイのオリナーゼの研究は、広い支持を得ることはできなかった。他の多くの人と同様にアドリアーニは、この問題を一般化することを疑問視しており、「説得力のある、明確な臨床データの蓄積がない現状では、極端に誇張されていると疑われても仕方がない」と公に批判した。(16)

クロラムフェニコールの一件は、業界、薬局、医療現場、政府の関係者に、臨床における生物学的利用能の差異はたんに理論上のものなのではないと警鐘を鳴らした。また、FDAが既存の薬局方の基準の他に「生物学的同等性」の生体内の証拠を要求できることを世間に知らしめた。一方、ヴァーレイのトルブタミド研究をめぐる混乱は、臨床の場でまだ問題が起きていない段階でも、製薬会社は生物学的利用能に臨床的な差異があるように見せかけることができることを明らかにした。だが、どちらのケースも、より重要な問いの答えにはならなかった。それは、化学的同等性だけで足りるのはどんな時で、生物学的利用能の証明が求められるのはどんな時か、という問いだ。それに答えるには、同等性の実験科学を、法律と規制の領域へと持ち込まなければならず、そこではまったく別の立証責任が働いていた。

立証責任

一九六七年五月、ネルソンがジェネリックに関する公聴会を初めて開いたとき、当時の大統領リンドン・ジョンソンは、保健教育福祉長官のジョン・ガードナーに命じて、メディケア制度下の処方薬のコストを調査するタスクフォースを編成させた。この「処方薬専従タスクフォース」は、やがてジェネリックの同等性と差異にまつわる科学的な立証責任に深く関わることになる。[17] 保健教育福祉省副長官でタスクフォースの責任者だったフィリップ・リー博士の回想によれば、ジェネリックの賛成派も反対派もそれぞれ、真実を追求するこのタスクフォースは、ジェネリックの同等性・非同等性に関する自分たちの立場を支持してくれるものと期待していた。「大半のブランド薬メーカー、医療機関の代表、議会での代弁者は、タスクフォースの誕生を歓迎し、この組織は必ずや自分の立場を支持してくれるだろうし、「ジェネリックの非同等性」が頻繁に起きる危険な問題で、健康にとって深刻なリスクになっていることを明かすだろうと、公に予測していた。一方で、ジェネリック支持者は、タスクフォースは自分たちの立場を支持し「ジェネリックの非同等性」は重要ではなく、無視しても差し支えないことを明かすはずだ、と自信満々だった。[18]

タスクフォースは、クロロマイセチンの例をひいて、現行の化学的同等性の基準は、臨床での同等性の証拠にはなり得ないと警告した。しかし、だからと言って、特許が切れた医薬品のコピー製品すべてに臨床試験を課すのは、過剰だと思われた。生物学的同等性の間接的な証拠——クロラムフェニコールの第二世代のジェネリックを認可するための実験で得た健康な被験者の血中濃度のグラフ——は、その二つの中道を行く合理的な方策だと思えた。しかし、そのような試験は、血中濃度がたいして問題にならない大半の医薬品にとっては、コストがかかりすぎ、また、無駄でもあった。たいていの薬は水によく溶けるし、効果が出る服用量は薬によって大きく異なる。こうした薬では、化学的同等性の証明だけで十分だったのだ。[19] ジェネリックのクロラムフェニコールと同じような問題が出そうなのは、ごく一部の薬だけだった。主に（一）生死にかかわる薬で、（二）剤型は固形であり、（三）比較的溶けにくく、（四）これまでにも吸収に問題があったとされるものだ。

ほとんどの薬に生物学的同等性の問題はない、という前提に立てば、立証責任は、非同等性について問われることになる。生物学的利用能に違いのある薬は、タスクフォースの最初の評価ではわずか二六種類しか見つからず、四年にわたる調査を経ても、深刻な差異があるとされた薬は、六種類だけだった。抗生物質が四種類（パラアミノサリチル酸、クロラムフェニコール、テトラサイクリン、オキシテトラサイクリン）、抗てんかん薬が一種類（フェニトイン）、抗凝血剤が一種類（ワルファリン）である。一九六九年の最終報告書でタスクフォースは、ここに挙げたものとその他十数種類の製品については、ジェネリックのクロラムフェニコールにFDAが課したのと同じような生物学的利用能試験が必要だと記した。しかし、一般的には、「入手できる証拠から鑑みて、公式基準をすべて満たす化学的に同等な薬の臨床効果が同等でないことが、国民の健康にとって重大なリスクになっている、という主張は、必要以上に誇張されていると言える」という結論を下した。[20]

もしこの世界が、複雑な問題が専門家の委員会によって簡単に解決される世界であれば、これで一件落着となっただろう。しかし、タスクフォースが報告書を発表した後も、ブランド薬対ジェネリックの論争は、収束するどころか、さらに広がった。タスクフォースの専門家が同等性について審議していた時に、国の薬事政策を決める専門家組織——全米科学アカデミー／全米研究評議会とFDAの薬効評価（DES）——も同様の問題に取り組んでいた。タスクフォース同様、DESのチームは、

「大多数の事例では」化学的同等性が効能の同等性になると考えていたが、一九六九年に出した最終報告書では、生体内の生物学的同等性試験を規制の慣例として用いるべきだと強く主張した。(21)

ブランド薬とジェネリックの同等性と差異の証拠が、この二つの専門家組織で正反対の目的に使われたので、ハーバード大学の政治経済学教授であるジョン・ダンロップをトップに据えた、三つ目の委員会が、保健教育福祉省によって設立された。同省のタスクフォースの活動を審査し、タスクフォースの勧告について勧告を出すのがその目的だった。タスクフォースが、違いがあるという主張に立証責任を課したのに対して、ダンロップ率いる委員会は、同じだという主張に立証責任を課した。(22) 官僚主義がどれほどはびこっているのかを示す、あきれるような話だが、さらに、四つめの委員会が、イェール大学医学大学院院長のロバート・バーリナー率いる技術評価局によって設置された。タスクフォースの勧告とダンロップ委員会の勧告の食い違いを解決するためだ。一九七五年にその報告書が発行されたが、ジェネリックは同等か否かという両極に分かれた意見に決着をつけるにはほど遠かった。バーリナーの報告書は、差異の証拠と同等性の証拠をはかりにかけ、同じ要素を再検討したが、政治と実践において生物学的同等性の証拠がいつ必要とされるか、という問いの答えを出すにはいたらなかった。

しかしながら、ここで指摘しておくべきは、二つの薬の生物学的利用能が異なり、生物学的に同等と言えない場合でも、効能が等しい場合もあるということです。二つの薬の血中濃度が大きく異なることはあり得るし、実際よくあることですが、それでも、どちらの血中濃度も、望ましい効能を得るのに必要で、なおかつ害になるほど高くない範囲に収まるでしょう。その一方、ごくまれな例として、生物学的利用能の違いが、治療の失敗につながることもあります。[23]

一九六〇年代後半から一九七〇年代前半にかけて、生物学的同等性をめぐる問題が委員会のあいだを行き来するうちに、二つのことが明らかになった。一つは、連邦政府のさまざまな部署が、生物学的同等性を示す説得力のある方法を求めているということだ。FDAだけでなく、メディケアやメディケイドといった医療コストを負担する制度も、それを求めていた。もう一つは、クロロマイセチンの事例が何度も取り上げられたことにより、生物薬剤学が、薬理学の一領域から、誕生してまもないレギュラトリーサイエンス〔規制にまつわる科学〕の地位に引き上げられたことだ。

FDA長官のアレクサンダー・シュミットは、一九七五年三月二二日のUSPCの講演で、ジェネリックの同等性の問題が衆目を集めているせいで、「従来の」官民のレギュラトリーサイエンスの関係が変わってきた、と述べた。はるか昔から「USPCは医薬品の基準を決める民間組織で、FDAはそれを執行する政府機関だった」が、シュミットによれば、この昔からの関係が、「厄介な」現実に変わろうとしている。「基準を制定するという、ほぼ民間でなされていた地味な作業が、すっかり公的な問題になってしまいました。かつて市民はそれにまったく目を向けていなかったのに、今は目を向けています、それも批判的な目を[24]」

シュミットは依然として、生物学的同等性の生体外実験の手法を開発しようとするUSPCの試みが成功することを願っていたが、同等性にまつわる新たな薬学に関してはFDAが責任をもつ時代になったと述べた。一九七〇年代、FDAは一連の連邦官報に記事を載せ、治療上の同等性を測る方法を決める作業の主導権を、徐々に握るようになっていった。その際にFDAが依拠したのは生物学的利用能の観点で、それは生物学的同等性を調べる方法の構築に役立った。

複数存在する同等性

生物薬剤学という新しい学問が、次々に替わる製薬業界の専門家を経由してFDAに入ってきた。FDA医薬品局の臨床研究部の初代責任者、トリエステ・ヴィッティは、アップジョン出身で、FDAにいた期間は短かった。それは後任の数名も同様だった。FDAはアップジョンをはじめとする企業出身の専門家――最もよく知られるのはジョン・ワグナーである――と協働体制を敷いていたが、生物学的同等性試験の方法の検討より、試験に用いる薬の選定に時間を割いた。一九七五年の時点で、FDAは生物学的利用能の研究を五件委託していたが、それらの手法はばらばらだった。[25] 一九七〇年代半ばになってようやく、FDAは専門の生物薬剤学研究所の設立を発表した。同等性証明の独自基準を策定するための機関だ。だが、その作業を遂行するツールは限られており、二つの吸収曲線を比較するのに必要な数学の知識さえ欠けていた。ある役員の回想によれば、FDAの職員は、吸収曲線の差を調べるために、特別に重くしたグラフ用紙にグラフを描き、それをはさみで切って、研究室にある秤で文字通り、それぞれの曲線下面積の重さを測ったそうだ。[26]

一九七五年にFDAの生物薬剤研究所の責任者に就任したバーナード・カバナは、ニューヨーク州立大学バッファロー校で薬理学の博士号を取得した後、何年かブリストル・マイヤーズの研究所で薬物動態学の研究をした。FDAに着任すると、彼はすぐ新しい許容誤差の閾値の設定に着手した。もちろん、グラフ用紙の重さを秤で測る方法は却下し、数学モデリングを導入した。初期のルールのひとつである「七五／七五」ルールでは、最高血中濃度と濃度曲線下面積に二〇パーセント以上の変動がないという条件で、被験者の七五パーセント以上において、ある薬の血中濃度が、比較する薬の血中濃度の七五パーセント以上、一二五パーセント以下なら、二つの薬は生物学的に同等と見なせる、と定めた。カバナは、生体外モデルで生物学的同等性の問題を解消できれば、費用のかかる生体内テストは不要になる、と考えていた。

しかし、カバナが定めたルールによって、生物学的同等性試験が必要とされる薬の数は飛躍的に増えた。[27] FDA職員のなかには、カバナはレギュラトリーサイエンスの実践については何もわかっていない、と考える人もいた。ジェネリック医薬品モノグラフ担当部署の責任者だったマーヴィン・サイフェ（そのキャリアを終わらせた昼食のエピソードは本書の冒頭で紹介した）をはじめ、ジェネリックメーカーに同情的なFDA職員は、カバナのことを、混乱していて、慇懃無礼で、ブランド薬業界の意向に左右されていると見ていた。サイフェは、ニューヨーク州ジェネリック調査委員会のジーン・キャラハンとデヴィッド・ラングドンへの私信にこう書いている。「その意向は不明だが、PMA（米国製薬工業協会）、AMA、FDAといった上のほうの組織が、バーニー・カバナの生物学的利用能に関する声明を、自分たちに都合のいいように利用している限り、生物学的利用能と生物学的同等性の問題（むしろ、混乱と呼ぶべきか、）はけっして解決しないだろう。バーニーが最近提案した、医薬品の溶出データに関する新たなキャンペーンも混乱の種だ。時には「パドル法」を用い、時には

「回転バスケット法」を用い、時には、どんな方法も用いない。錠剤が彼の手のひらで、ほんの数秒で溶けたとしても、溶出試験が要求されるだろう(28)」

サイフェはFDAとは無関係の、消費者保護団体に一連の書簡を送った。その団体には、後にジェネリック医薬品産業協会の事務局長になるウィリアム・ハダッドも属していた。ハダッドは、カバナが不当な権力を行使していることと、FDAの業務に対する生物学的同等性の影響が強まっていることを嘆いた。サイフェは、生物学的同等性は誇張され、買いかぶられており、特許が切れるブランド薬との戦いをジェネリックに放棄させるために持ち込まれた新たな障壁にすぎない、と考えていた。以下はサイフェがラングドンに送った私信の一節だ。

警告――生物薬剤学のゲームにおける、既得権に注意せよ。投資家グループと、彼らの表看板になっている科学者は、生物学的利用能試験はうまみが大きい分野だと知っている。薬学部門(大学の薬学部であれ、他の機関であれ)も、この賭けに期待している。政府と手法を開発する契約を結べるし、FDAに教員をコンサルタントとして雇ってもらえるし、バーニーからアドバイスを求める電話がしょっちゅうかかってくるので、さぞかし自尊心をくすぐられることだろう。学者は生物学的同等性にまつわる論文を専門誌に寄稿すれば、大手製薬企業から寄付金がもらえたり、その企業に高給で雇ってもらえたりする。このゲームはうんざりするほど続く。わたしはこの茶番を呆然と眺めるしかない(29)。

生物学的同等性はすべて生体外試験で調べられるようになるというカバナの楽観的な予測は、結局、実現しなかった。一九七〇年代にFDAは時間をかけて、生物学的利用能試験のさまざまな定義(生体外対生体内、人間対動物、尿対血液）を整理し、人間の被験者の血中濃度に注目するという、わかりやすい手法にまとめた。一九七八年には、生物学的同等性はＦＤＡ内部で首尾一貫したものになり、差異を実証する初期の手法から生まれた、同等性を証明するレギュラトリーサイエンスになった。[30]

一九七〇年代後半のＦＤＡは、同等性という新しい学問分野に対してもっぱら受け身だったが、一九八〇年代初めには、積極的に同等性の基準を統一するようになった。一九八二年に、ＦＤＡの生物学的同等性審査部門のトップであるシュリカント・ディゲは、イブプロフェン、インドメタシン、クロニジン、フルラゼパムなど、まだ特許によって保護されている薬について、ＦＤＡは生物学的同等性の基準を前もって設定するために、生物学的同等性を調べることを検討しはじめていると、食品医薬品法研究協会に報告した。このときすでに、ＦＤＡは医薬品の「生物学的問題」と「非生物学的問題」に分けることをやめ、どの新薬にも適用できる生体内の生物学的同等性基準を作成しはじめていた。一九八四年にハッチ－ワックスマン法が、ジェネリックの承認に必要な手順を後発品申請に一本化した頃には、生物学的同等性は当然のこととしてすべての医薬品に求められるようになっており、ＦＤＡは生物学的同等性の意味を定義する中心的存在になっていた。[31]

分断された同等性の科学

しかし、生物学的同等性は、ＦＤＡ内部では単一の定義にまとめられたとしても、医薬品業界では、人によってその捉え方は様々だった。前章で述べたように、生物薬剤学の研究能力は、ごく一部のブランド薬メーカーに集中しており、生物学的利用能を分析する研究技術の多くは、アップジョン社が開発したものだった。ＦＤＡが生物学的利用能を重視する方針を決めると、ほかの大手製薬会社は、政府はアップジョン社をひいきしていると非難した。

例えば、一九七四年にアボット・ラボラトリーズ社の上層部はゲイロード・ネルソンに不平を述べている。曰く、アップジョン社は、自社の抗生物質、エリスロマイシン製品の販促のために、自社の生物学的利用能試験技術を利用しているが、それをやめさせるべきだ。「はっきりさせておきたいのは、アップジョン社は生物学的利用能試験技術を宣伝目的で使っているということです。彼らはその試験を、自社製品に有利で、他社製品には不利になるよう設計しています。間違いなくこれは生物学的利用能を調べる科学の堕落であり、こんな不正を看過している専門家は、自分で自分の評価を貶めていると言えるでしょう」(32)。ジェネリックメーカーはさらに分が悪く、製品を発売するには、生物学的同等性の試験を受けなければならず、その費用も負担させられた。ハッチ－ワックスマン法が制定された直後に、業界アナリストのジョゼフ・バロウズは、生物学的同等性試験のコストのせいで、「競争が制限され、ジェネリックの価格はブランド薬の価格と変わらなくなり、この法律の意味がなくなる」と懸念した。バロウズはベイリウム（ジアゼパム）の錠剤の生物学的同等性を調べるＦＤＡの新しい基準を例に引いた。その基準では、一六日間にわたって三〇人の被験者を対象に二〇〇〇回近く血液検査をすることを求めており、ジェネリックメーカーには七万五〇〇〇ドルから一二万五〇〇〇ドルのコストがかかると予想された。生物学的同等性を調べる方法は他にいくらでもあるはずだ、とバロウズは訴えた。たとえば、なぜ人間の被験者でなければならないのか。動物を使えば安上がりで、手っ取り早く、より標準的な答えが得られるだろう。数多い選択肢の中でＦＤＡが選んだのは、よりによって、誕生したばかりのジェネリック業界の経済的価値と社会的価値を最も損なうものだった、とバロウズは断じた(33)。

ジェネリックメーカーが、新たな生物学的同等性の管理体制《レジーム》は負担が大きすぎると苦情を述べるいっぽうで、ブランド薬メーカーと大勢の医師は、これでは不十分だと言った。生物学的利用能は、化学的同等性の問題を解決するための策だったが、簡単な解決策でも、唯一の解決策でもなく、差異にまつわる他のレジームによって覆される可能性があった(34)。たとえば、もし二つの薬が大半の人間にとって同じだとわかっても、全員にとって同じと言えるだろうか。一九八三年七月の上院下院合同公聴会で、メリーランド大学の薬理学教授、ピーター・レイミーは、薬物動態学の新しい研究を提示して、生物学的同等性を新たな角度から批判した。同等性を証明するには、複数の異なるテストが必要だが、それだけでなく、複数の異なる種類の人体で調べることが必要だ、とレイミーは指摘した。健康な成人の体で二つの薬が同じように作用したからといって、あらゆる種類の体で同じように作用するとは限らない。老人の体は、加齢によって腎臓機能と筋肉量が衰えるため、若者の体と薬物動態学的性質が異なることがわかっている。レイミーは言う。生物学的利用能の基準は「「平均」を狙って極端に一般化しすぎており、高齢の患者にまつわるさまざまな要因を考慮していません。高齢者には、より個別に対応したアプローチが必要とされるのです(35)」

もっとも、高齢者は、効能の同等性の基準を定める上で考慮すべき人体の種類の違いの一つにすぎない。また、その人が罹っている病気によっても、似たような薬で同じ効果が出ない可能性がある。一九八六年一月、アヤースト社はジェネリックに関する警告の手紙を米国内のすべての薬局に送った。

それは、自社のβ遮断薬インデラル（プロプラノロール）のジェネリックがＦＤＡの生物学的同等性の必要条件を満たしたとしても、初めて心臓発作を起こした患者の心筋梗塞を防ぐ薬として、ＦＤＡの新たな必要条件を満たしているのはインデラルだけだと示唆するものだった。[36] 高血圧など条件次第では、ジェネリックでも問題ないが、初めて心臓発作を患った患者にはインデラルを使うしかない、というのだ。アヤースト社は、「薬剤師の皆さまへ」という書き出しで始まる別の手紙も送った。そちらには、ジェネリックのプロプラノロールを処方した薬剤師は、それを服用しながら心臓発作を起こした患者に訴訟を起こされるリスクがある、と書いてあった。[37]

生物学的同等性に対する別の批判は、統計学者から出た。最もよく知られるのは、カリフォルニア大学サンフランシスコ校のシャロン・アンダーソンとウォルター・ハウクによるものだ。二人は一九九〇年に、「個人レベルでの生物学的同等性」という新しい概念を紹介した。それは、母集団の生物学的同等性データ（患者に初めて出す薬の「処方の適合性」の説明としては十分）は、必ずしもその母集団に属する個人の同等性データ（その患者が服用している薬との「互換性」を証明する必要がある）にはならない、というものだ。一九九三年二月に、ＦＤＡがジェネリック医薬品諮問委員会で個人レベルでの生物学的同等性を取り上げたとき、アンダーソンは、「世間一般の人は「生物学的同等性」とは「わたしがどちらの薬を飲んでも同じ」という意味だと思っている」が、現行のＦＤＡの基準では、それが正しいとは保証できない、と証言した。[38] その後の一九九〇年代、ＦＤＡのジェネリック審査プロジェクトは、ジェネリックの販売に個人レベルでの生物学的同等性の証拠を義務づけようとする一連の提案によって混乱させられた。一九九七年と一九九九年には二つのガイダンス案も提案されたが、いずれも二〇〇三年に却下された。ブランド薬メーカーとジェネリックメーカーの両方からコストがかかりすぎると反対され、FDAも、個人レベルでの生物学的同等性は主に「理論上の問題に対する理論上の解決策」だと認めたからだ。とはいえ、このエピソードは、一九八四年のハッチーワックスマン法によって生物学的同等性が同等性の基準に組み込まれた後も、効能の同等性と差異にまつわる新たな科学が生まれ続けたことを思い起こさせるもう一つの例となった。(38)

患者が服用しているその薬は一度も試験されていない

生物学的同等性だけが唯一の戦場ではなかった。ほかのPMA所属企業は、同等性のレギュラトリーサイエンスというプロジェクト全体を拒絶した。ジェネリックの承認のために、どれほど正確な化学的同等性や生物学的同等性の証拠が提示されても、これらの試験とプロトコルを信用できるのは、それらと実際の市場に流通している製品を結びつける社会的な機関が信用できる場合に限られる。FDAは、研究所という一流の環境では同等性を実証できるだろうが、FDAの目の届かない場所でも同等性が維持されると保証できるのか、とこれらの企業は疑問を投げかけた。

この疑念は、イーライリリー社が一九七六年に始めた新たな広告キャンペーンに、はっきり表現されていた(**図7**)。そのポスターは医師、薬剤師、消費者に大きな文字で、「患者が服用しているその薬は一度も試験されていない」と警告した。その下の文章は、生物学的同等性に関する規制の限界を詳しく説明している――率直に言って、患者が服用している薬は、分析化学や生物学的利用能の技術によって効果が実証されたわけではない。なぜなら、これらの手法は破壊的で、それぞれのサンプルを服用に適さない状態にするからだ。イーライリリー社の広告は、同等性の、定量化がはるかに難しい別の側面についても語っている。医師、患者、薬剤師は皆、「患者が服用している薬が試験されたものと同じかどうかは、製薬会社の言葉を信じるしかない」のだ。(39)

製薬会社が同等性を保証する仕組みが土台とするのは、化学や生物学ではなく、許容値、品質保証、

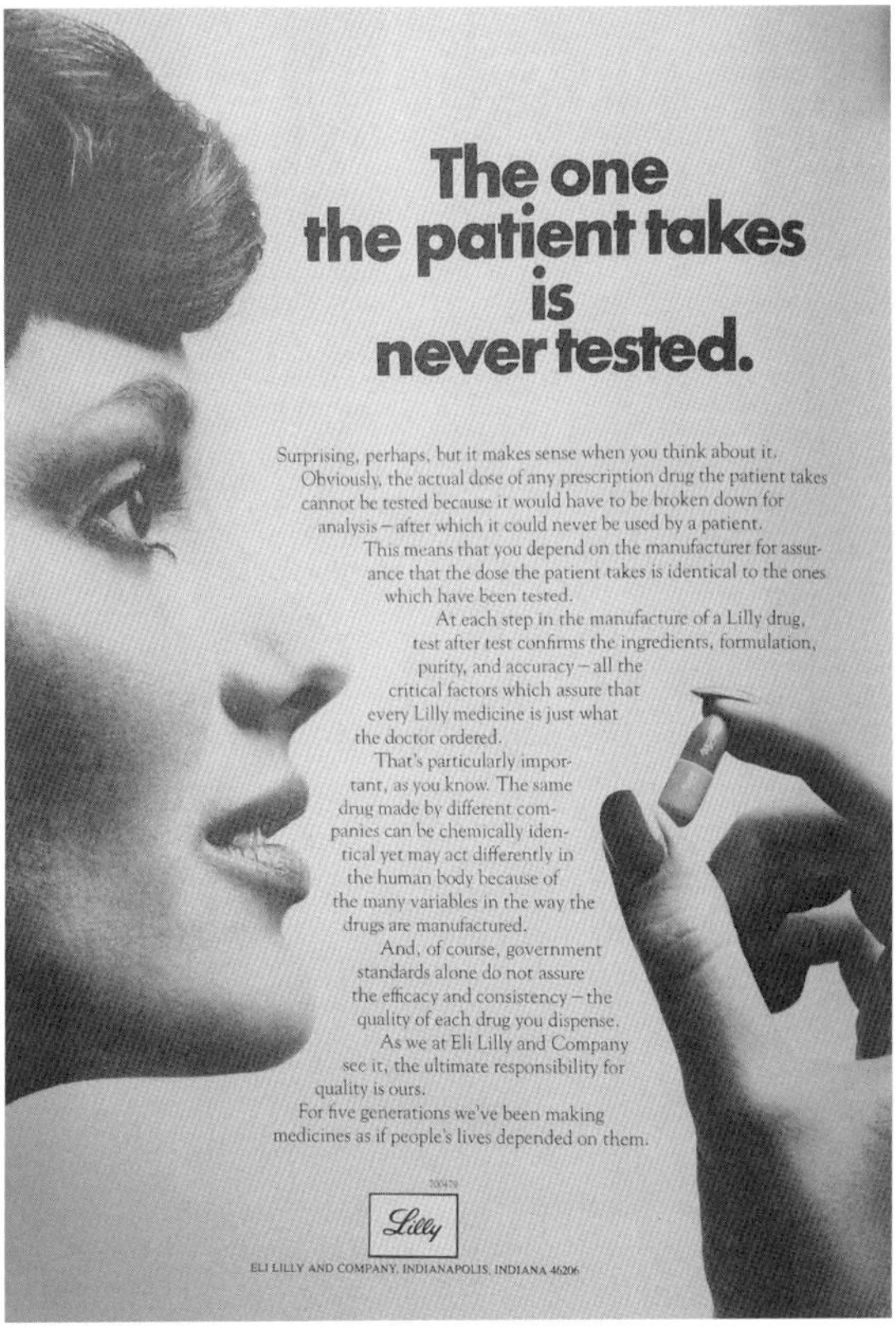
The one
the patient takes
is
never tested.
Surprising, perhaps, but it makes sense when you think about it.
Obviously, the actual dose of any prescription drug the patient takes cannot be tested because it would have to be broken down for analysis – after which it could never be used by a patient.
This means that you depend on the manufacturer for assurance that the dose the patient takes is identical to the ones which have been tested.
At each step in the manufacture of a Lilly drug, test after test confirms the ingredients, formulation, purity, and accuracy – all the critical factors which assure that every Lilly medicine is just what the doctor ordered.
That's particularly important, as you know. The same drug made by different companies can be chemically identical yet may act differently in the human body because of the many variables in the way the drugs are manufactured.
And, of course, government standards alone do not assure the efficacy and consistency – the quality of each drug you dispense.
As we at Eli Lilly and Company see it, the ultimate responsibility for quality is ours.
For five generations we've been making medicines as if people's lives depended on them.
Lilly
ELI LILLY AND COMPANY, INDIANAPOLIS, INDIANA 46206

図7　イーライリリー社の広告。「患者が服用しているその薬は一度も試験されていない」
American Druggist, September 1977

品質管理といった経営科学だった。ここでいう「品質」は、民間業界のノウハウと、公的な強制力をもつ基準とを分けるスペースになり得る。イーライリリー社のマーケティングと広報スタッフに言わせれば、品質の由来になるものは、製薬会社の外の組織によって規制できるものではない。「イーライリリーでは、生産の各段階で何度も試験を重ねて、原料、製剤、純度、精度を確認しています。これらの重要な要素が、イーライリリーの製品はどれも医師が処方した通りのものだと保証しています……そしてもちろん、政府の基準だけでは、効能と一貫性、あなたが服用する薬の品質は保証できません。わたしたちイーライリリーの社員は、品質の最終責任を負うのは自分たちだと考えています。五世代にわたってわたしたちは、人々の命がこの薬にかかっているという気持ちで、薬を生産してきました」(40)

最終行の皮肉なよそよそしさは、専門家に向けられたものだったのかもしれないが、イーライリリーは薬局と患者に訴えるだけでなく、州議会議員や医療費を負担する官民の組織に対して、より率直に訴えた。新しい代替法を検討しているインディアナ州の委員会に送った簡潔な報告書では、こう主張した。「たとえ完璧な検査プログラムが、最高の勤勉さを以って実施されていたとしても、品質の大きな差異はなくなりません。品質とは検査や規制によって医薬品に組み込まれるものではないからです。それは、製薬会社によって組み込まれるべきものです。品質は、過去においても未来においても、製薬会社の知識、技能、意欲のたまものなのです」(41)

イーライリリー社の主張——民間企業だけが品質をコントロールできる——は、半世紀にわたってFDAが公共的な経営科学によって品質を規制してきたことを故意に無視していた。FDAの歴史を研究しているジョン・スワンが述べているように、適正製造規範（GMP）と呼ばれる製造プロセスの同等性を保証するプロトコルは、初期の特効薬時代に起きた、あまり知られていない悲劇に端を発した。一九四一年、米国全土で、ウィンスロップ社製の抗菌剤スルファチアゾール錠を摂取した三〇〇人以上が、死亡あるいは障害を負った。薬が汚染されていたのだ。ウィンスロップ社は一九四〇年後半の時点で、スルファチアゾール錠の一部が崩壊基準を満たさず、また、抗てんかん薬で強力なバルビツール酸系睡眠薬のルミナールの錠剤と生産ラインを共有したために汚染されたことを知っていたにもかかわらず、FDAに報告しなかった。FDAは一五〇万件の出荷先と三〇〇〇人の消費者を追跡調査し、問題の発端が、ウィンスロップ社の工場の劣悪な生産過程にあることを突きとめた。スルファチアゾール錠とルミナール錠を成型する機械は同じ部屋で隣り合っていて、製造作業を監督する者はいなかった。[42] 一九四一年以降、FDAはスルファチアゾール医薬品を生産している四七社すべてを調査して、その品質管理方法を確認した。

キーフォーヴァー＝ハリス医薬品改正法が一九六二年に成立すると、FDAはスルファチアゾールやその他の工場の検査から得た経験を、正式なプロトコルにまとめて、製薬業界で適正な製造規範が遵守されるよう促した。またFDAは、新薬承認申請を提出したすべての企業の工場をあらかじめ検査する権限を得た。さらに、一九六〇年代後半には、工場検査、市販後調査、市販前認可、特定の製品の認可〈インスリンと抗生物質〉という四つの重要な領域で、医薬品の品質を保証する権限を握るようになった。一九〇六年に純正食品・薬品法が施行されて以来、工場検査はある程度実施されてきたが、一九六二年の改正法では検査の範囲を広げ、核となる八つの領域で管理が正しくなされているかどうかを調べることになった。すなわち、剤形加工、人材と設備の管理、原材料の管理、調合の比較、生産管理、殺菌の手順、アッセイ、在庫管理だ。また、戦間期〔一九一九〜一九三九年〕にFDAは、インスリンと抗生物質という指定医薬品群に対して、バッチ証明〔生産単位ごとの品質検査〕の証拠も要求した。こうした権限は、一九四一年（インスリンについて）と一九四五年（当初はペニシリンだけだったが、後に抗生物質全体に及んだ）に法律によって正式に認められた。(43)

　だが、クロラムフェニコールの例でわかったように、既存のバッチ証明の手法だけでは、生物学的利用能の差異は検出しきれなかった。一九六八年七月、いくらかはクロロマイセチンの一件への反応として、これらの抜き打ち検査が発展して医薬品検査強化プログラム（IDIP：Intensified Drug Inspection Program）というシステムになった。これは、工場により深く介入することを検査官に求めた。それまでの検査とは違ってIDIPは、前回の訪問で出した勧告に従っているか（あるいは従っていないか）を調べるために、現場を再訪することを検査官に許可したのだ。一九六八年から一九七一年までの間に、FDAは二八七社でIDIPを実施した。FDAの現地調査員は工場を調べるだけでなく、管轄地域のドラッグストアであらゆる剤型の薬を集め、司法判定のためにFDAの研究所に送った（この司法判定は、弾道《バリスティックス》の法科学にちなんで「ピルスティックス」と名づけられた。鉛の弾丸《ビュレット》に有効なら、特効薬《マジック・ビュレット》にも有効だろう）。一九六七年に、FDAが四万三三八八件の国内の医薬品を分析したところ、リコールが六三一件、押収が三八九件、起訴が一九件という結果になった。FDA高官の推測では、万全の監視体制を敷くには、FDAは人員を三倍から六倍に増やす必要があった。(44)

　その後の数十年にわたって、FDAの検査官は、業界の品質管理手順を規制の枠組みに適合させる作業に励んできた。しかし依然として、品質管理の経営科学をどう扱うかは、製薬会社と規制当局では違っていた。製薬会社は、自社内の品質基準は、最低限の品質基準しか定めていないFDAよりははるかに優れていると主張した。一方、規制当局側は、どの会社のいかなる経営科学も、FDAの現地調査員による広範な取り締まりと検査によって一般化し、国家レベルの規制に包含できる、と言い張った。対して製薬会社は、ジェネリックの同等性を証明するための公式の品質管理と、自社のブランド薬を差別化し付加価値をもたせるための民間の品質管理は異なる、と重ねて主張し、差異の新たな基準の設定を求めた。

一九七〇年代半ばに、FDAは「自動化された手法による全国調査」というアプローチを広げ、生物学的同等性の問題がありそうな三〇種類の薬をその対象とした。ステロイド剤、抗精神病薬と抗不安薬、抗凝血剤、経口避妊薬などが含まれた(45)。FDA医薬品局の責任者リチャード・クルートは、ジェネリックメーカーだけでなく、「どの製薬会社でも品質管理の問題は起こり得るという大量の証拠」をFDAは握っている、と述べた(46)。マーヴィン・サイフェも同じ意見だった。サイフェは一九七七年九月八日に、マサチューセッツ州公衆衛生部の採用医薬品集委員会の席上で、「ここ数年のリコールリストには、それほど知られていない会社だけでなく、大手製薬会社の名前も数多く掲載されています。したがってFDAは、大企業と中小企業、あるいはブランド薬とジェネリックのあいだに、明確な違いがあると結論を下すことはできません」と発言した(47)。

しかし、ブランド薬メーカーの疫学者は、このリコールデータを用いて、リコール品、ブランド薬、ジェネリックについて、まったく別の話を語った。イーライリリー社は、プレスリリースや立派で派手な広告を繰り返し、「ＦＤＡが製薬業界に強いる行動――相対的頻度の分析」と題して、独自の科学的見解を発表した。イーライリリー社の研究者は、ＦＤＡが製薬会社に対して起こした訴訟のデータをすべて手に入れ、ブランド薬メーカーとジェネリックメーカーが規制当局から受けた処分を、回数と重大度で比較分析した（図８）。全体的に、ＦＤＡに訴えられた回数は、「非研究型」企業が、研究型企業より四三倍も多かった。ジェネリックメーカーは、研究型企業より、リコールが七倍多く、商品への苦情も一・五倍多かった。ＰＭＡはこの研究結果を、非ＰＭＡ所属企業とＰＭＡ所属企業のリコールと押収の回数を詳述するものとして、大々的に宣伝した。[48]

ブランド薬とジェネリックの差異を示す、このような複数の疫学的調査は、同等性と差異の評判に関する学問のダイナミックな特質を表している。イーライリリー社のグラフの二つの線の差は、医薬品の同等性を承認するためにどのような試験が行われようとも、企業の行動は商標の有無によって異なるという、ＰＭＡの主張を裏打ちしていた。このグラフの証拠は、国レベルでも州レベルでも法的な説明のために利用された。[49] ジェネリックの支持者とＦＤＡ職員は、イーライリリー社の調査結果を、母数の違いでそうなったのだとして、無視しようとした。しかしながら、イーライリリー社の主張は多くの州の議員の耳に届き、保守的な雑誌『開業医』誌と関係のある医師グループの耳にも入った。彼らは依然として、ジェネリックの同等性というイメージは、ブランド薬との違いを隠そうとする欺瞞だと、訴えていた（図９）。評判に関わるこのような議論は、信頼性と欺瞞という倫理的な主張に依拠しており、どれほど生物学的利用能の抜き打ち検査をしても、どれほど当局が規制しても、完全には払拭できない非互換性という亡霊を、実践の場にも、評判にも残した。

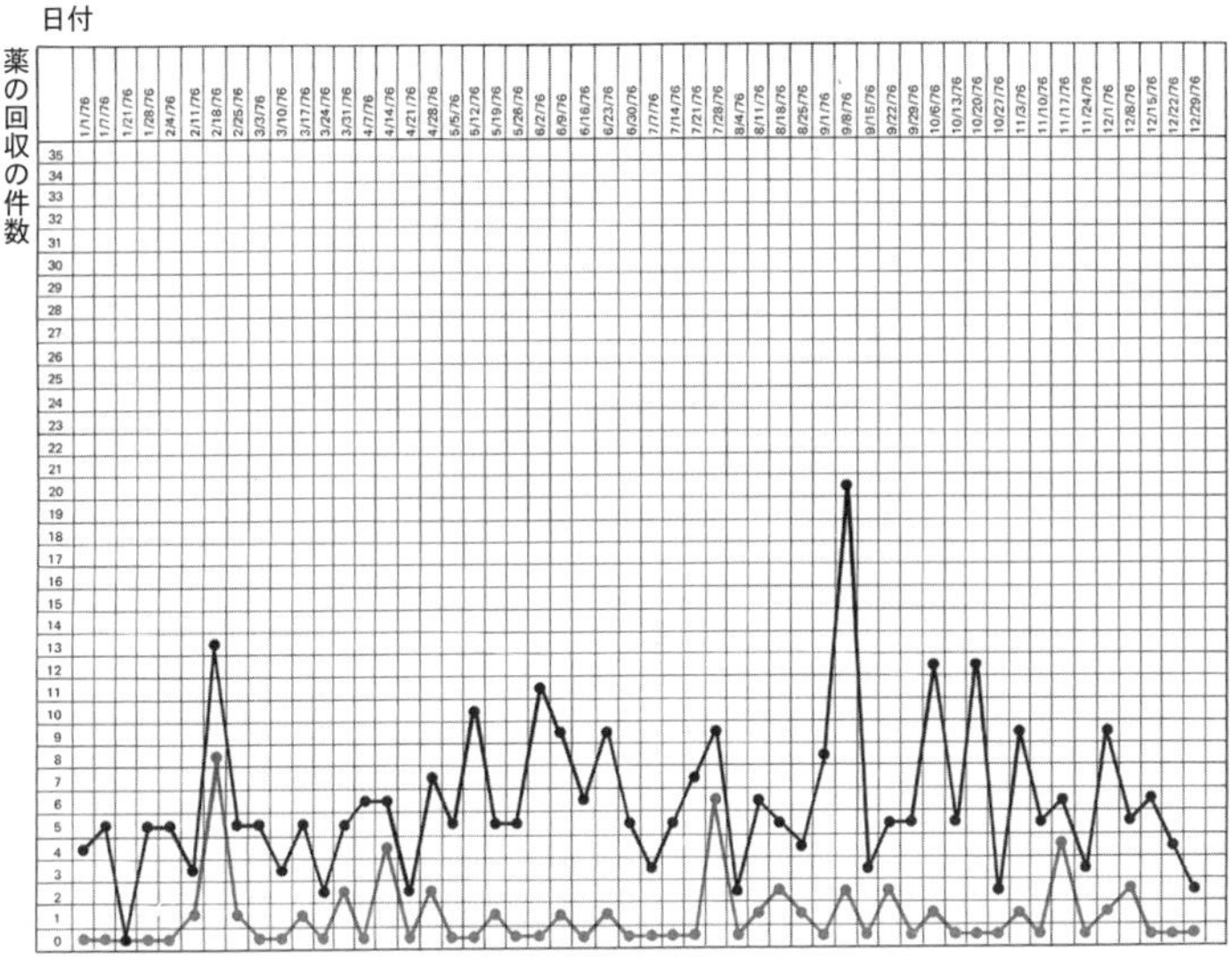

図8　1977年、イーライリリー社による調査。処方薬とクレマーズ社製の市販薬のリコールの件数。２つの線の間の距離が、ジェネリックメーカーとブランド薬メーカーのリコール件数の差を示している。上の線はジェネリックメーカーのリコール件数。下の線はブランド薬メーカー27社のリコール件数。

C 46 (p) l f 1, trademarks, tradenames, and product substitution — United States, KRF, University of Wisconsin School of Pharmacy.

生物学的同等性を超えて

効能合理主義者を自称する人々が、互換性のある部品で構成され、全体の性能を最大化するよう何度でも設計しなおせる治療体系を夢見るいっぽうで、ブランド薬メーカーは、ブランド薬を管理する民間基準だけが米国医療の高い品質を保証できると言い続けた。この論争は、理論、方法論、政治、実践といったさまざまな領域に絡んでいたので、いっそう収束が難しかった。その意味では、生物学的同等性の基準という問題は解決したわけではなく、薬局方の同等性の基準は不十分だという、昔からの主張をどこかへ追いやっただけだった。そんななか、新たな同等性の科学がいくつも生まれた。この章を編集している二〇一三年六月現在、FDAは、二〇一二年に制定されたジェネリック医薬品ユーザー・フィー法から資金提供を受けたジェネリックのレギュラトリーサイエンスの新しい形式について、公聴会を開いた。従来の生物学的同等性では十分ではないため、同等性の新たな形を明らかにするのがその目的だった。この公聴会で展示されたものの一つは、人工の気管支樹模型で、喘息と肺気腫の治療に用いられるコルチコステロイドと気管支拡張薬といった吸入薬の沈着を測定するためのものだが、失敗作だった半世紀前のエルベカAT－3との共通点が驚くほど多かった。

わたしたちの世界にはモノが溢れている。そしてそれらの地位は、同等性と差異の主張によって決まる。店で売っているハーシーのチョコレートバーは、ほかのハーシーのチョコレートバーと同じと考えてよいという、暗黙の了解がある。だが同時に、それは正しくはないことをわたしたちは知っている。ハーシーのチョコレートバーは（マイクログラム単位で計れば）微妙に重さが異なるはずだし、

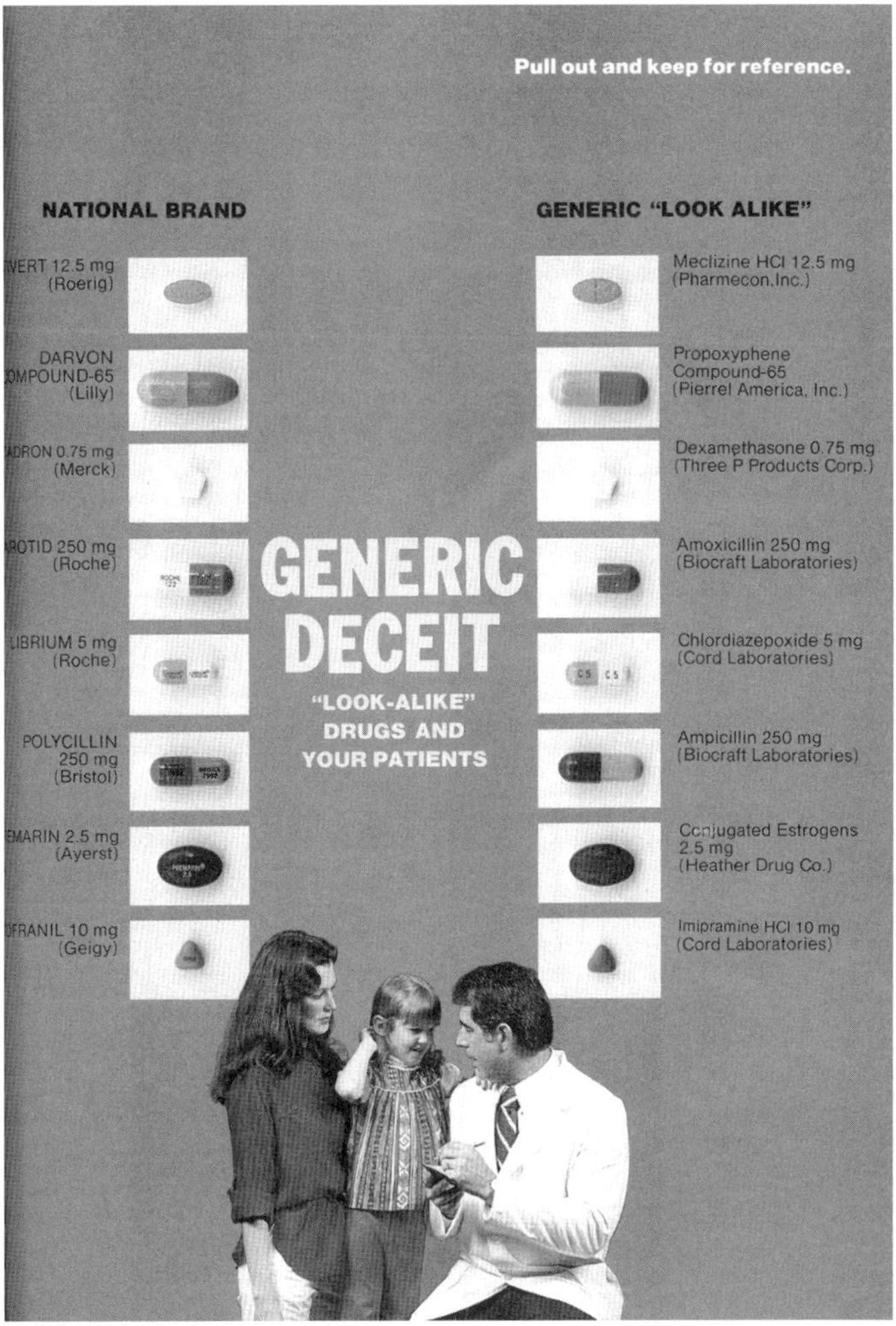

図9　1970年代後半になってずいぶん経ってからも、郡医師協会評議会（Congress of County Medical Societies）など保守的な医師団体は、ジェネリックの同等性に、医薬品の差異を意図的に隠そうとする欺瞞というイメージを付与しようとしていた。

(電子顕微鏡で調べれば)カカオ豆も、(価格の国際的変動によって)世界各地の微妙に異なる豆が使われているはずで、米国だけでなく世界各地の異なる工場で、製造され、包装されただろう。しかしわたしたちは、こうして製造されたハーシーのチョコレートバーはどれも同じで、とりかえがきくと完全に信じている。それでも、たとえば、色がくすんでいる、チョコレートが溶けて固まってしまった、商品印がはがれている、といったことが起きれば、わたしたちは不愉快になる。返金を求めてハーシーに手紙を書くかもしれないし、同社の商品を買わなくなるかもしれない。通常は目に見えないが、同等性という前提条件は生活にすっかり浸透し、モノに囲まれた世界でわたしたちが消費者として正しく行動できるようにしている。ハーシーのチョコレートと同じように、抗コレステロール薬のリピトールも信用したいとわたしたちは思っている。たとえリピトールの錠剤が、化学物質を供給し生産する世界各地の工場の、複雑なネットワークから生まれているとしても。同等性に寄せるわたしたちの期待は、消費されるモノが生命に関わるとなるといっそう重要になり、だからこそ話は難しくなる。

昔も今も、ジェネリックがブランド薬とまったく同一ということはあり得ないが、重要とされる点では両者は同質である。しかし、二つの薬の同一性を証明するときに何が重要かということはこれまでずっと、はっきりしなかった。明らかになったのは、同等性を示すには薬のどの側面に注目すればいいかという判断は状況によって変わるということだ。こうして見ると、本章で追ってきた動きは、「レギュラトリーサイエンスが数十年間荒野をさまよったあげく、ついに生物学的同等性の正しい答えを発見した」という単純な進歩でもなければ、同等性の科学の、化学から生物学への変遷というわけでもなく、むしろ、一九六〇年代から七〇年代にかけて展開されたブランド薬/ジェネリックを巡る議論がもたらした活発なインターフェースから、同等性の科学が誕生し、その科学は今も進化し続けている、と捉えるべきなのだ。

同等性の科学はいくつも存在する。それらは、潜在的な差異の枠組みによって、いかようにも分類できる。その枠組みは、化学、物理、血清学、統計学、手続上、評判など、多種多様だ。しかもそれらは、利害関係の有無によって不当、あるいは正当と見なせるものでもない。ジョン・ワグナーとアラン・ヴァーレイのブランド薬とジェネリックの差異に関する研究は、アップジョン社が資金を提供していた。これは、特許が切れた後も市場を独占しつづけたいというアップジョン社の意向と緊密につながっていた。一方、リチャード・クルートが適正製造規範（GMP）の効力を調べたのは、FDAの医薬品局における自らの立場ゆえだった。だが、このように元はと言えば、それぞれの利害から生まれたものであっても、新たな科学はその起源からはまったく予測できない結果をもたらした。新しい証拠とプロトコルの手法は業界と規制当局の両方をまたぐものであり、どちらか一方が完全にコントロールすることはできない。臨床の現場、製薬会社のマーケティング、消費者保護条例がダイナミックに交差し、新しい重要な情報を医薬品に加えるたびに、新しい差異の科学が誕生する。情報とは「差異を生み出す差異」であるというグレゴリー・ベイトソンの定義を受け入れるのであれば、二〇世紀後半に同等性と差異の科学が急激に発展したことは、二一世紀に足を踏み入れるにつれて、米国市民の生活に、医薬品関連の情報が目立つようになることを予言していた(50)。

このような同等性の科学がレールを敷いた上を、ジェネリックによる代替と効能の互換性という機関車が走り始めた。だが、次章で明らかにしていくが、レールがきっちり敷かれていたにもかかわらず、この機関車はあらかじめ決められたコースを走ろうとせず、その軌跡は順調ではなかった。

Ⅳ

代替調剤に関する法律

第八章　代替の悪徳と美徳

わたしは代替調剤には反対だが、同程度に賛成でもある。
ブルース・チャドウィック、連邦取引委員会法律顧問、一九七六年

アール・L・ケイスデンは、ミシガン州で薬局を営む薬剤師で、あらゆる意味でごく普通の穏やかな人物だった。一九四九年のある日、ロビンソンと名乗る男性がやってきて、シェリング社のメチコルテンが記された処方箋を差し出した。メチコルテンは市販されている合成ステロイド剤であるプレドニゾロンのいくつかあるバージョンの一つだ。メチコルテンの在庫が切れていたので、ケイスデンはロビンソンの主治医に電話をかけて、代わりにアップジョン社の薬を出してもいいだろうか、と尋ねた。そうしたにもかかわらず、ミシガン州薬剤師会は、ケイスデンの行為を、州法（M.S.A、一四.七四一項）と薬剤師倫理規定に違反する代替調剤だと断じた。課された罰は一週間の免許停止で、彼の薬局にとって損失は大きかった(1)。

ケイスデンは、損害賠償を求めて訴訟を起こした。法廷で彼は、自分は犯罪者などではなく、薬剤師として、目の前にいる患者のために最善を尽くそうとしただけだ、と主張した。「そのブランドの医薬品の在庫がないからと言って、必要とする薬を与えず、患者を帰す方がはるかに悪質ではないで

すか?」と。一九四九年当時、多くの会社がプレドニゾロンを製造しており、ケイスデンのような薬剤師にとって、処方箋を出す医師の好みに合わせるためだけに全てのバージョンを揃えるというのは、コストがかかりすぎた。どのバージョンにも同じ有効成分が含まれているのだから、なおさら無駄に思えた。巡回裁判所判事はケイスデンに同意し、「化学的に見ても、分析によっても、両医薬品は同一と見なせるため」ケイスデンは無罪とされるべきだとした。(2)

ケイスデンがなぜこの特殊な苦境に陥ったかを理解するには、一九四九年当時、代替調剤は薬剤師にとって重大な罪であったことを知る必要がある。薬剤師が処方された薬と違うものを調剤するのは、その職業とコミュニティの倫理を傷つける「甚だしい不道徳」と見なされていた。薬剤師にとって代替調剤は、医師が患者に嘘の診断をしたり、外科医がやっていない手術の報酬を受け取ったりするのに等しかった。数年後、医薬品法弁護士のジョゼフ・H・スタムラーは、代替を「根本的な悪事」と称し、「わたしたちは、その増殖を警戒しなければならない」と指摘した。スタムラーは、「代替」を「置換」という正式な名称で呼び、「薬の置換は、「詐欺」、「偽造」、「犯罪の黙認」、「不当表示」、等々、明確で説明的な言葉で定義されてきた」と続けた。(3)ケイスデンの一件は上告され、一九五〇年代初頭に再審議されたが、無罪という裁定は変わらなかった。ミシガン州は、ケイスデンがとった行動を合法とし、化学的に同等な薬による代替を、悪徳ではなく「美徳」とする法律の制定を他州に先駆けて提案した。(4)患者の利益のために化学的に同等な薬を使う場合、代替は欺瞞ではなく現実的な判断だと見なされたようだ。

代替は、同等性に関する政策が製品の互換性という文脈と交差するところから生じる行動だ。代替は、ある教師が病気になったら誰かが代わりを務めなければならない公立小学校のようなシステムで行われた場合は、職業倫理にかなった合理的な行為と見なされるだろう。しかし、コカ・コーラの代わりに他のメーカーのコーラを注ぎながら、コカ・コーラとしての代金を請求するような場合は、不道徳で不正な行為と言える。(5)

代替は処方薬の領域でいっそう複雑になる。その領域では、消費者と製品との相互作用に、州と専門職の判断が介入するからだ。医師があなたのために特定ブランドの薬を処方した場合——仮に抗コレステロール薬リピトール(アトルバスタチン)としよう——薬剤師があなたの薬瓶に、アトルバスタチンのジェネリックを詰めるのを見て、あなたは喜ぶだろうか、それとも不愉快に思うだろうか。薬剤師が法律によってアトルバスタチンのいちばん安いバージョンを出すことを求められていると知ったら、あなたはほっとするだろうか、それとも、理不尽な規制だと思うだろうか。しかも米国のどこに住んでいるかによって、公共の利益に関する規制は大きく異なる。代替を強いる州もあれば、許可する州もあり、また長年にわたって、はっきり禁止してきた州もあるのだ。

先の章では、薬を同じと称すること、同じとして製造し販売すること、さらにはその薬を重要ないくつかの点で同じとして提供することとの問題について論じた。だが、ジェネリック・プロジェクトの喫緊の課題は、治療上の互換性に関する政策とプロトコル、すなわち、診療の場で、ある薬を他の薬の代替として用いることを許可する規則、法律、動機となるものを決めることだ。代替を巡るこうした駆け引きの大半は、州レベルでなされてきた。(6)

「増大する悪」ブランド代替を犯罪と見なす

ケイスデンの例は、製薬業界にジェネリックという代替品の脅威が迫っていることを露わにした。ミシガン州で出された、代替調剤を後押しする法律は結局成立しなかったが、アップジョンやシェリングなどの企業は、医師が自分たちの薬を処方箋に書いても、薬剤師が勝手にジェネリックを出すようになるのではないかと懸念し始めた。そこで、アップジョン社、シェリング社、及び他の主要な製薬会社一〇社は、一九五三年に、薬剤師と連携するための組織作りに乗り出した。目的は、「医薬品の基準と薬剤師及び製薬業の倫理を向上させ」、ジェネリックによる代替を非合法化することだ。一九六〇年、二二の大企業が薬剤師と製薬大手にとって有利な政治環境を整えるために、政治的利益団体「全米医薬品評議会（NPC）」を立ち上げた。社会学者、ニール・ファキネッティとW・マイケル・ディクソンが後に主張したように、NPCは、専門職と消費者の懸念を巧みに操作して、ブランド薬とジェネリックの代替への関心を「社会問題」に格上げした。[7]

NPCは、さまざまな戦略を用いて、代替の不当性と、それを防ぐ法律の必要性を、大衆に教え込んだ。まず代替の証拠を集めるために、製薬会社の社員と州の薬剤師協会の職員を患者に仕立てて、本物の処方箋を持たせて薬局へ送り込み、どの薬剤師がブランド薬を調剤し、どの薬剤師がジェネリックを調剤するかを調べた。NPCのもう一つの戦法は、ブランド薬にこっそりトレーサー分子を混ぜ込み、化学分析によって「そっくり」な偽物と識別できるようにする、というものだった。NPCは、地域の組織がこうした取り組みと連携するのを助け、また、州の薬剤師協会や立法機関のために、政策案の作成を助けた。[8]

ＰＭＡ（米国製薬工業協会）とＡＰｈＡ（米国薬剤師会）も手を結び、ヘルス・ニュース・インスティテュートやメディカル・パブリシティ・アンド・インフォメーション・ビューローのような広報組織を設立し、『サタデー・イブニングポスト』や『グッド・ハウスキーピング』といった大衆誌に、処方薬や薬剤師を応援する記事を掲載した。(9) ブランド薬の重要性を説くＮＰＣの記事『処方箋における全ての謎の理由』は、医学薬学情報局のライター、ドナルド・クーリーを著者とし、一九五六年六月に『ベターホームズ・アンド・ガーデンズ』で発表された。それは後に小冊子にまとめられ、医師、薬剤師、政策立案者、消費者の広範なネットワークに配布され、総計で一〇〇万部近くが世に出た。そのような定期刊行物と小冊子による作戦に加えて、ラジオやテレビでの報道、講演者の派遣、薬学部の学部長や教授のためのセミナー、州薬剤師会や州議会との直接的な連携といった、多彩な作戦が展開された。(10)

初期のＮＰＣにとって最優先事項は、ブランド薬の代替を「増大する悪」、つまり薬剤師、医師、消費者のモラルの危機として描くことだった。(11) ケイスデンのような事例に先手を打つために、ＮＰＣは代替調剤の法的な定義を「指示された医薬品あるいはブランド医薬品の代わりに、別の医薬品あるいはブランド医薬品を調剤すること」とするよう提案し、州の薬剤師協会とともに、薬剤師を管轄する全ての州法にこの文言を入れるようにと州政府に働きかけた。(12) 一九五六年初頭には、この文言はニュージャージー州、オレゴン州、ペンシルベニア州の州法に書き込まれ、間もなく他州も続いた。(13) ＮＰＣはまた、契約書作成者と連携して、ブランド薬の代替というこの新たな犯罪を、薬局の倫理コードや、古い法律にうまく組み込んだ。(14)

ジェネリックによる代替をセンセーショナルに批判しようとしたNPCの試みは、医師、薬剤師、製薬業界組織との連携に成功した。米国公衆衛生局の主任薬剤師ジョージ・F・アーシャンボルトのように懐疑的な人でさえ、NPCは代替を「広がりつつある悪」と再定義することに成功した、と述べている。[15]「二八年ほど前にわたしが薬局を開業したとき、「代替」は、処方されたものとは異なる、つまり、間違った化学物質や医薬品を調剤することを意味した。非公式な薬の販売を「代替」と呼ぶことはほとんどなかった。しかし一九五五年に、NPCによって代替の定義が拡大され、「処方者の許可なく、ブランド医薬品を別の薬と交換すること」を含むようになった」。[16]一九五九年、NPCは、四四州がブランド薬の代替を禁止する規制を導入した、と誇らしげに発表した。

NPCは、薬剤師（APhA）、米国の医師（AMA）、ブランド薬の製薬業者（PMA）と相互利益で結ばれた。だが、一九六〇年代半ば、この協力はほころびを見せ始めた。[17]APhAの新会長ウィリアム・アップルは、一九六六年に、「医薬品の選択にあたって、ブランド薬のメカニズムがすべてを支配するより、薬剤師が重要な役割を担う方が、（臨床分野における医薬品の知識は）有効に活用される」と明言した。代替が犯罪と見なされることで、ケイスデンのように実務上も経済上も理不尽な負担を負わされる薬剤師が急増したため、アップルはその代弁者になったのだ。[18]

ウィリアム・アップルがAPhAの会長職にいた時期に、メディケアとメディケイドが制定され、低所得者のために医薬品の代金を支払う連邦政府と州政府の役割が拡大した。[19]この変化は薬剤師に、新たな危機と新たな機会をもたらした。薬剤師の多くは、州の支払者としての立場が規制者としての立場と対立したら、代替の扱いはどうなるだろうと懸念した。APhAのディーン・リンウッド・タイスは、スミスクライン&フレンチ社の主任研究薬剤師への手紙で明かした。「わたしたち薬剤師のなかには、メディケイド受給患者にブランド薬の代わりにジェネリックを出すのは「代替」法違反ではないと、州の司法長官に並ぶ地位の人物から告げられた人もいます」。対してスミスクライン&フレンチの主任研究薬剤師は、「代替薬は医療費を払えない患者にとっては良いものだが、支払い能力のある患者にとっては良くない」などということがあり得るのか、と問うことにより、貧困者には代替品という等式をはねのけようとした。[20]

だが、この問題はそれほど簡単にはねのけられるものではなかった。一九六六年五月、ダラスで開かれたAPhAの会合で、立法委員会は「かつて各州には、反代替法を制定する正当な理由があったかもしれないが、もはやそのような理由は存在しない。反代替法が政府を財源とするプログラム「メディケアとメディケイド」に適用されるのであれば、なおさらだ」という結論に至った。[21] ウィリアム・アップルはこの問題に取り組むために、同年秋、代替についての特別委員会を立ち上げた。このAPhAの代表団は、薬剤師にとっても患者にとっても益のない反代替法の撤廃を求めた。[22]『アメリカン・ジャーナル・オブ・ファーマシー』は、タイスによる論説を掲載した。曰く、いずれにせよ反代替法は、薬剤師の職業倫理に対して何の効力も持たない。と言うのも、反代替法は、薬局の倫理基盤を侵害するからだ。「米国の薬局で薬剤師が静かに座り、ただただ既得権益を守る日々はもう終わった。自立する年になったのだ。この国の健康管理能力をしかるべきレベルに向上させるために、薬剤師はより包括的に活動すべきだ。薬剤師は自らの役割が単なる機械のようなものになるのではないかと懸念している。しかし彼らは、国が支払えるコストの範囲内で患者のケアを改善させられるし、そうするつもりだ」[23]。何百人もの薬剤師がこの呼びかけに心を動かされ、それを支持する手紙を、APhAと薬学分野の主要な雑誌に送った。バーモントのある地域の薬剤師、A・E・ローテンベルガーは次のように書いた。「薬学部で五年間も学ぶのだから、薬剤師は計粒器でいるより、いくらか責任を引き受けるべきだと、わたしは考えています」[24]

一九七一年、最後まで残っていたミズーリ州とアラスカ州が反代替法を認めたその年に、APhAは反代替法の撤廃を求める白書を発行し、論争を巻き起こした。このようなAPhAの行動は、NPCの基盤を打ち砕き、PMAやAMAとの関係を損ない、薬剤師社会の内部にも深い亀裂を生んだ。調査や白書をまとめる作業に関わった、あるいはその近くにいた薬剤師たちは、こんなことをしたらAPhAは製薬業界から継続的支援を受けにくくなる、とはっきり警告した。製薬業界で重役の地位にあった人々は、丁重な、しかし断固たる手紙をアップルに書き送った。ミード・ジョンソン社の重役は次のように書いた。「ビル、きみには時として、こちらから見れば薬剤師というきみの職業のためにならないことをしでかす才能があるようだ。きみの「商標」に関するスピーチに、わたしたちがどのような異議を唱えたかを、きみは知っているはずだ。今、わたしたちはきみの「反代替法」撤廃プログラムを目の当たりにし、それは間違いなく後退だと考えている」[25]

この分裂は修復されなかった。その年の末、企業薬剤師の一団がAPhAから脱退して、薬理化学学会(APS)を創設した。けれども、薬剤師と製薬業界との亀裂の広がりは、思いがけない変容をもたらした。一九七一年六月、薬剤師のエドワード・O・レオナードはAPhAが代替に賛成であることを知り、その会員を辞めるとする手紙をAPhAに書き送った。「APhAが反代替法の撤廃を支援していることは、わたしの信念とは相容れないものであり、わたしは自分の名前やお金をＡＰｈＡに託すことを望みません」[26]。しかしその後、討論の経緯を追い、アンピシリンや他の薬の複数のバージョンを在庫に揃えることの問題が拡大するのを見るうちに、彼の立場は変わっていった[27]。同年一〇月、彼は再度、ＡＰｈＡに手紙を書き送った。曰く、「いわゆる「ブランドジェネリック」の急速な普及を目の当たりにし、「過ちを認める」準備ができました［…］。言うまでもなく、それらはもはや「模倣」商標ではなく、その成長を制御するには、「反代替法」を撤廃するより他に道がないのであれば、不本意ながらそのための取り組みを支援します[28]」

代替のテクノロジー

企業あるいは企業が出資した研究所で研究に従事する薬剤師は、代替という美徳をなかなか受け入れようとしなかったが、病院で働く薬剤師はそうではなかった。反代替時代のまっただ中にあっても、病院では、代替薬は常に合法的なものと見なされていた。病院の薬剤師が、代替に関して自らの職業上の既得権益を守るために用いたツールは、単なるペンとインクだった。つまり処方集である。それはシンプルな医薬品リストで、処方する医師と調剤する薬剤師をつなぐ代替のルールを病院に提供した[29]。

一九六七年、優れた病院薬剤師のドナルド・フランケは次のように記した。「最もよい意味で、病院用の処方集は、医療スタッフが治療の指針とするものです。その目的は、合理的な薬剤療法を推進することにあります」。先の章で論じた薬局方と同じく、処方集には医薬品のリストが掲載されている。しかし、薬局方が全ての公式な医薬品のリストを目指すのに対して、処方集のリストがカバーするのは、その病院で在庫として持つべき医薬品だけだ。薬剤師にとって薬局方は、利用できる幅広い療法を検討する助けになったが、処方集の方は、自分の病院で入手できる――互換性を増しつつある――医薬品を知る助けになった。処方集は言うなればノアの方舟のようなものであり、各種の医薬品のうち、代表となる一種しか載せることができなかった。選ばれたのは、品質基準を満たし、最も安い価格で入手できる薬だ。(30)

米国初の院内処方集『ニューヨーク・ホスピタル院内処方集(The Pharmacopoeia Nosocomii Neo-eboracensis)』は、任意寄付制病院が国内に二院しかなかった一八一六年に、研究病院であるニューヨーク・ホスピタルの在庫問題を解決するために作られた。当初その処方集には主に、薬草を採集して保存する方法や、基本的な治療薬を作る実際的な方法が記されていた。しかし一九三〇年代になると、処方集は、「疾病を合理的に管理するための医薬品の選択」に関して、より広い役目を担うようになった。一九五〇年代には、ニューヨーク・ホスピタルの処方集の責任者は、それを「病院で合理的な薬剤療法を提供するために、一般に受容される方法を、限定するためのシステム」と表現した。(31)

処方集システムが機能するには、四つの原則が必要とされた。第一に、そこに挙げた互換性のある医薬品リストが、病院の医療管理部に承認されなければならない。第二に、処方集は、病院での患者の治療とその許可に関わる医師全員の承諾を得る必要がある。例えば一九五九年には、患者をニューヨーク・ホスピタルで治療することを望む医師全員が、同意書への署名を求められた。それは、「ニューヨーク・ホスピタルの一四〇年の歴史を持つ処方集システムが、健全な医療と病院実践に求められるモラル、倫理、法的要請を満たすことを認めます」という内容だった。第三に、医師、薬剤師、製薬業及び療法委員会（P&T委員会）から成る学際的な委員会が、病院の医薬品リストと医薬品供給を厳密に監視しなければならない。そして第四の原則は、コミュニケーション、処方、医薬品選択の際に、一般名の使用を受け入れることである。一九六一年、ニューヨーク・ホスピタルの処方集の責任者は、同様のシステムが国内の主な病院の六〇パーセントに導入された、と公言している。[32]

処方集は急速に普及し、それにつれて、ジェネリック代替品の持ち場を明確にするためのお守り札としての威力、あるいは法的な権威が強まった。[33] その成功にNPCが気づかないわけもなく、一九五〇年代末になってようやくNPCは、「違法で非倫理的な」ものとして、院内処方集に反対する運動を始めたが、長くは続かなかった。製薬会社の中には、一九七〇年代初期になっても院内処方集に抵抗し続ける企業があった。「誰であれ、何であれ、「ミード・ジョンソン製品」に似た製品を、病院の薬剤師がより安い値段で購入することを正当化するすべてに、わたしは異議を申し立てる」と、ある経営幹部は、APhAの会長に宛てた手紙で息巻いた。「代替品には同じ基本的化学物質が含まれるかもしれないが、似ているのはそこまでだ。病院薬剤師がノーブランド製品にミード・ジョンソン製品に「似た」ものというラベルを貼るのは、おこがましい」。[34] しかし間もなく業界は、病院薬剤師が代替薬を使う権利は、処方集システムの構造――特にその病院の医師の署名入り同意書――によって保護されていることに気づいた。在庫管理ツールとして始まったものが、やがてその概念を変え、薬剤療法の合理化を促進し、組織の経費効率を向上させ、代替のルールを確立する道具になっていたのだ。[35]

入院患者に関して、処方集の是非はそれほど取りざたされなかったが、処方集の利用が病院内から外へ広がり、州と地方の福祉機関、民間保険会社、さらには連邦政府のプログラムにも影響するようになると、議論は急速に過熱した。一九五〇年代に、ボルティモアとニューヨークで公的福祉計画に関連して行われた、薬剤給付コストを管理しようとする初期の試みでは、参加した医師全員が、低所得患者のための医薬品の外来診療処方集への同意を求められた。一九六〇年代後半、保健教育福祉省の処方薬特別委員会が、メディケイドのための全国的な処方薬プログラムの作成を検討し始めたとき、外来患者用の処方集の作成が可能かどうかが、中心的な議題となった。その委員会が述べたように、外来患者用の処方集は院内処方集よりはるかに意見が分かれるテーマだった。学究的な改革者や公的支払者の視点に立てば、「処方集は合理的な薬剤療法の土台となるもので、医師はその指針がなければ、古い薬やおびただしい数の新薬とそれらに関連する宣伝や販売促進についての新しい情報についていくことができない。また処方集は、経済的に健全な保険計画と病院経営にとって本質的に必要なものであり、また、緊急に求められる医薬品の明細と基準の表であり、さらには現行価格の有益な指針となるものだ」[36]。その一方で、多くの医師や製薬会社の視点に立てば、「処方集の使用は、専門職としての判断に従って処方するという、医師の伝統的な権利を侵害するものであり、ジェネリックの処方を要求してブランド薬を攻撃するものであり、連邦政府（もしくは州政府、病院管理者、あるいは組合）による独裁的行為であり、品質より安さを優先して薬剤療法をコントロールしようとする危険な行為である」とされた[37]。保健教育福祉省の特別委員会は海外に目を向け、他の国が、その国民に必要な医薬品を決めるのに、処方集をどのように利用しているかを調べた。わかったのは、ノルウェーからニュージーランドにいたる各国で、国策としての処方集に対するアプローチはさまざまだということだった。米国では、人口の特定の区分、特に兵士と退役軍人は、すでに「制限的」処方集に基づく治療を受けており、雇用主の一部と民間の保険業者も同様だった。(38)

米国鉱山労働者組合の福祉退職基金は、米国で最も古い、被雇用者を基盤とする健康保険システムのひとつで、一九六〇年代後半までに、慢性疾患の治療に用いる医薬品について、柔軟性のある処方集を策定した。同様に、カイザー財団健康保険は、地域的な「任意処方集」を適用していたが、それは外来患者用の薬局、診療所、保健センターにおける医師の処方は制限しないが、在庫としてストックし調剤する薬のブランドを限定するものだった。ピュージェット・サウンド・グループ医療協同組合が用いた処方集は、約二〇〇〇項目の医薬品をカバーし、それらの一般名と商標による索引が付いていた。院内処方集と同様に、これらの民間団体の処方集は、在庫をシンプルにし、化学的に同等な医薬品を安い価格で大量に購入するための構造を築いた。米国鉱山労働者組合の健康保険計画は、一九七七年までに基本的な医薬品リストを作成したが、それはジェネリックの使用を勧める内容のものだった。(39)

いずれにせよ、民間保険プログラムは、あくまで民間のプログラムだ。しかし、国や州の政府が薬の代金を支払う立場から、外来患者用の処方集を作り始めた時、そのプロセスはきわめて政治的なドラマを引き起こした。公的な薬剤給付は、ボルティモアやニューヨーク市で実施されたような地方自治体レベルのものから、カリフォルニア州の「メディカル・システム」のように州単位のものへと広がった。「メディカル・システム」は、一九五七年にカリフォルニアで始まった時には、カリフォルニア州の低所得の住民が、市場にあるどの医薬品も購入できることを保証するものだった。しかし、一年もたたないうちに、医薬品の費用が、プログラム経費のほぼ五〇パーセントを占めるようになり、なおも薬剤給付の増大が予想された。そこで、翌年の一九五八年に、カリフォルニア州は、薬剤を三五〇種に限定した処方集を導入した。その結果、受益者一人当たりのコストを、約五〇パーセント削減することができた。一九六七年以降、メディケイドのプログラムは、他の州にも制限的処方集の利用を奨励した。一九六〇年代後半までに、外来患者用医薬品の処方集の試験版は、ジョンソン大統領の「貧困との闘い」政策の一環として、経済機会局が出資した近隣保健センター拡大制度に組み込まれた。一九六七年までにメディケイド制度に薬剤給付を含めた三一州のうち一三州が、制限的な処方集に基づく薬剤給付制度を確立させた。(40)

こうした州の中には、独自の処方集を作成するために、医師と薬剤師からなる諮問委員会を雇うところもあった。そうでない州は、包括的だが特に選択的ではない『医師用卓上参考書』のような既存のリストを処方集として採用した。結果として、処方集のサイズは州によって異なり、例えばペンシルベニア州の処方集は二万四〇〇〇種近くの医薬品を網羅していたが、ケンタッキー州の処方集に含められた医薬品は、わずか一〇〇種ほどだった。中には、ルイジアナ州やウェストバージニア州のように、処方集に医薬品の名前を載せず、そのプログラムが対象とする「特定の重篤な慢性疾患」をリストアップしただけのところもあった。ルイジアナ州の場合、プログラムが医薬品のコストをカバーするのは、わずか四三種の疾患に限られた。コストをカバーできない医薬品のリストを載せた州もあった。言うなれば、反処方集、もしくは療法上のブラックリストのようなものだ。こうしたリストには、店頭販売品、基本的な鎮痛剤、制酸剤、抗肥満剤、マルチビタミンが含まれ、重篤な、もしくは生命を脅かす疾病の治療に欠かせない医薬品は含まれていなかった。[41]

また、全ての州の処方集が、ジェネリックによる代替を推奨したわけではなく、まったく逆の州もあった。一九六七年のウェストバージニア州の公的医薬品基金は、「医療サービス基金からの支払いは、基本的な医療研究、製品開発、マーケティングを行う製薬会社によって販売される医薬品に限定される」と規定している。つまり、公的基金はジェネリックではなくブランド薬の費用の給付に用いられるべきだと明言しているのだ。とはいえ、カリフォルニア州やメリーランド州といった大多数の州は、薬剤師を反代替法という束縛から解放するために処方集を利用した。それらの州では、公的支援を受ける患者のために、あらかじめ印刷された処方箋を用意したが、それは、反代替法がまだ有効であるにもかかわらず、薬剤師が代替薬を出すことをあからさまに許可していた。[42]

州によって方針の異なる処方集が利用されるうちに、米国の全域を覆う、ブランド薬代替のいびつな地図が浮かび上がった。一九六〇年代の終わりまでにユタ州やミネソタ州といったいくつかの州は、医師のグループから正面切って反対されて、処方集という実験から手を引いた。一方、カリフォルニア州、メリーランド州、マサチューセッツ州などの州では、合理的な医薬品使用と費用効率の高い公的医療ケアを目指して大掛かりな実験が行われた。入手できる医薬品を示すこの地図の偏りは、州議会が反代替法をジェネリックに有利な新法と取り替え始めた一九七〇年代を通じて、さらに明白になっていった。

代替を合法化する

一九七一年、薬剤師たちは、反代替法の撤廃を求めて、大胆な動きをとった。APhA代表団が下院で宣言を行い、『医薬品選択白書』を発行した。合わせてAPhAは、ふたつの新たなパートナー――全米退職者協会（AARP）と全米労働総同盟・産業別組合会議（AFL－CIO）――と手を結び、AMAとPMAの双方に対して、より強硬な姿勢をとるようになった。この再編成は、薬剤政策の分野を大いに様変わりさせ、ジェネリック代替品と、成長しつつある消費者保護運動を、新たな力強い方法で結びつけた。(43)

APhAの新たなパートナーは、州議会議員にとって見知らぬ相手ではなかった。AARPにとって健康管理にまつわる問題は、政治的な興味がばらばらな退職者たちを一つにまとめ、活動を勢いづける数少ない論点のひとつだった。AARPのワシントン事務所は早速、草の根運動の活動家を動員し、全国的に代替医薬品法を策定し可決させるために、州レベルと地元レベルでの取り組みに着手させた。その組織は、「ジェネリックキット」を作ったが、その中身は、「州の反代替法の短い盛衰の歴史」と題したパンフレット、AARPが作った、国の医薬品代替法のひな型、ジェネリック非同等性論に反論するパンフレット、反代替法撤廃を後押しする地元の専門家リスト、患者が医師と話すときに用いるための台本だった。AARPのフレッド・ウェグナーが回想したように「（台本には）ジェネリックの処方を拒否した医師にどう言えばいいかが書かれていた。その文言は、医薬品を処方する際にコストを考えようとしない医師に「言い返したい」患者を助けた。それはまた、ジェネリックの処方を拒む医師の大半は、入院患者と外来患者で異なるダブルスタンダードに従っている、と指摘した」。[44] AARPが消費者を動員する一方で、APhAは、反代替法を覆す重要性について組合員を教育したり、薬学部で医薬品選択の原則を教えたりした。ある医薬品の複数のジェネリックを識別できるように訓練を受けるのは医師ではなく薬剤師だ、というのがその立場だ。[45] 反代替法の撤廃を求める声がピークをきわめた一九七六年に、カリフォルニア州のある病院薬剤師が連邦議会で証言した通り、ブランド薬については自分たちの方がよく知っているという医師の主張は、都合のいい嘘だった。

カリフォルニア大学病院で学生としてスタートし、インターン、レジデントを経て開業した医師たちのことをわたしは知っていますが、大学病院にいた期間を通じて、彼らの大半は、病院薬局で調剤するアンピシリン、ペニシリン、テトラサイクリンがどのブランドのものなのか、何も知らなかったと言えます。

何いたいのは、その知識がどこで得られるかということです。医師が大学病院でのレジデントを終えて五番街で開業したとして、その後、いつ、どこで、ブランド医薬品の権威になるのでしょうか。そんな機会はないはずです。[46]

一九五〇年代にNPCがそうしたように、一九七〇年代のAPhAとAARPの連合は、ブランド薬の代替について新法を構築し制定するために、州議会と手を結んだ。ますます多くの州が代替法を提議し始めたとき、PMAは、明らかにそれらの法案の進展を監視する目的で、一人の弁護士を雇った。一九七一年、その弁護士は州議会で未決になっていた一六〇〇件の医薬品関連法案の経過を追った。一九七二年、ケンタッキー州は他州に先駆けて反代替法を撤廃した。一九七三年には二州が続き、一九七五年から一九七九年までの間に三五州が続いた。一九八四年までに、五〇州のすべてとワシントンDC、プエルトリコ、グアムにおいて、反代替法は撤廃され、代替を推進する法律に取って代わられた（図10）。だが、代替法が異なる場所で異なる方法で合法化されるにつれて、これらの新たな法的枠組みは縫い合わされて、パッチワークキルトのようなジェネリック政策になった。その状況は今日まで続いている。[47]

各州の代替法は、薬剤師がどのように処方集を利用して代替を機能させるかについて、意見が分かれた。ケンタッキー州、マサチューセッツ州、ニューハンプシャー州、ニュージャージー州、ニューヨーク州を含むいくつかの州は、肯定的処方集、つまりジェネリックと互換性のある医薬品リストを作成した。一方、アーカンソー州、カリフォルニア州、デラウェア州、フロリダ州、アイオワ州、ワシントン州を含むいくつかの州は、否定的な処方集に頼ったが、それは、代替が不可能な医薬品グループを特定し、他は全て代替可能とするものだった。肯定的処方集と否定的処方集を巡る議会の戦いは、第六章と第七章で論じた同等性の立証責任を巡る対立を、新たな領域に持ち込んだ。肯定的処方集を支持する州は、同等性の証拠を求め、否定的処方集を選んだ州は、差違の証拠を求めたのだ。

否定的処方集という包括的な概念を選んだ州でも、法律の内容は州によって大いに異なった。アーカンソー州などいくつかの州は、FDAが発行した、生物学的同等性に潜在的な問題がある一九三種の医薬品のリストを、否定的処方集として用いた。一方、フロリダ州は、地元の医師と薬剤師に、「生物学的非同等性もしくは治療上の非同等性の証拠に基づく、州規模の否定的処方集」を作るよう求めた。その否定的処方集は一九七七年に発行されたが、問題のある医薬品として記載されたのはわずか一四種だった。対して、カリフォルニア州が一九七五年に制定した法律は、「誰であれ、ある医薬品が生物学的に同等でないと保健教育福祉省の食品医薬品部門に実証できたら、その医薬品はリスト（否定的処方集）に掲載され、代替薬として使用できない」と明言した。しかし、非同等性の立証

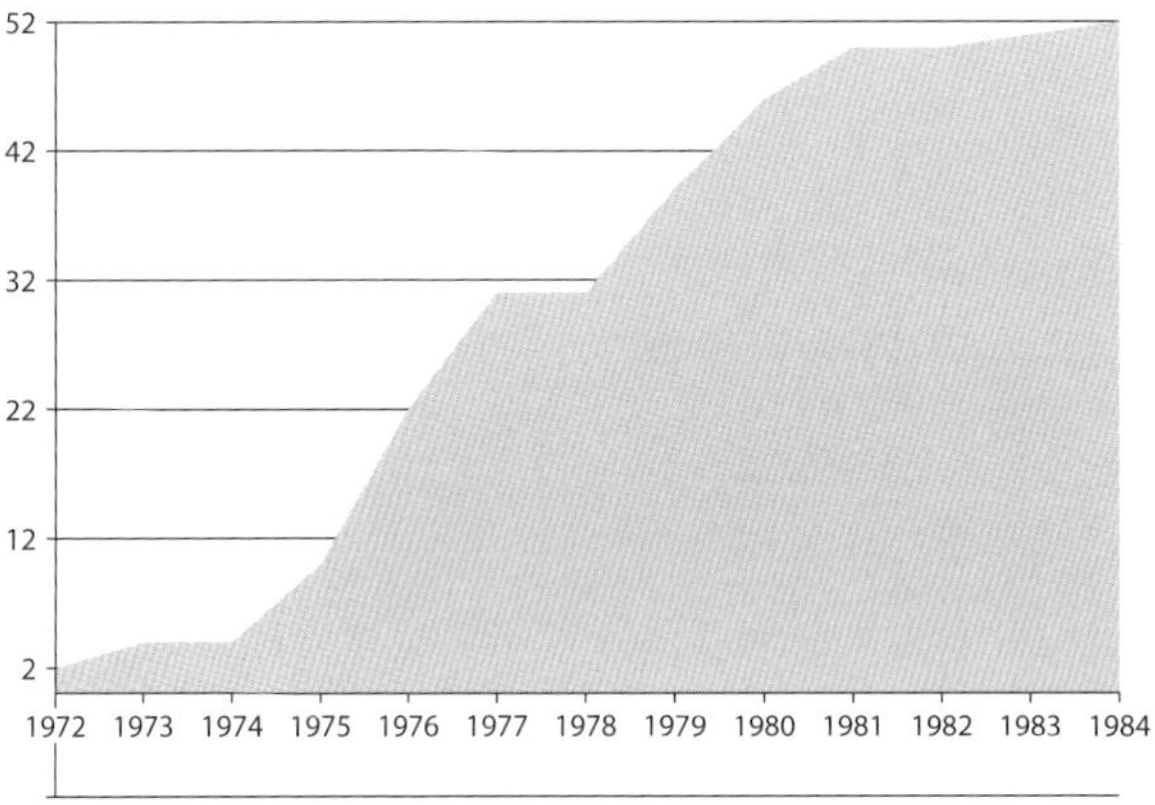

図10　ジェネリックによる代替に有利な法を備えた州／特別区の数。1972年（最初の法律）から1984年（最後の法律）までの間に、プエルトリコ、グアムを含む52の州／特別区が代替を受け入れた。

出典：Theodore Goldberg, Carolee A DeVitro, Ira E. Raskin, eds. Generic Drug Laws : A Decade of Trial-a Prescription for Progress (Washinton, DC : US Department of Health and Human Service, 1986), p131.

基準はあまりに高く、APhAの会長であるロバート・ジョンソンは一〇年後に「カリフォルニア州の法律が施行されてから今日まで、生物学的非同等性の証拠書類が食品医薬品部門に提出されたことはなく、結果としてそのような否定的処方集は存在しない」と述べている。(48)

肯定的処方集を選択した州は、それを作るのが難しいことに気づいたが、それはジェネリックメーカーと州職員に、製品の同等性を決定する重い責任を課したからだった。例えばウィスコンシン州は、一九七六年八月に最初のジェネリック代替のための処方集を出したが、そのリストは代替が許可されるジェネリックとしてわずか七種の医薬品を挙げているだけだった。ケンタッキー州の肯定的処方集には、一九七六年まで四九種の医薬品しか含まれなかった。ロードアイランド州では、一九七八年まで三二種しか記載されなかった。互換性のある医薬品リストがこのように短いことは、ジェネリックの経済的あるいは公衆衛生上の利益を、大いに損なった。また、処方集作成には経費がかかるので、ミシガン州は肯定的処方集を作るという計画を断念し、かたやマサチューセッツ州は、その処方集(州の医薬品同等性委員会を通して作られた)作成コストが、代替がもたらす利益を上回りそうだと不満をもらした。(49)

代替のルール、地域で、また世界で

本章では、一九四〇年代から一九五〇年代にかけて大半の州で成立した反代替法の、その後の盛衰を追ってきた。反代替法では、薬剤師がブランド薬の代わりにジェネリックを調剤することは、犯罪と見なされた。しかし一九六〇年代後半になると、メディケアとメディケイドのせいで大量の医薬品を購入する責任を負わされた州政府は、全てが同等である場合、法律に違反することになっても、最も安い薬を代替薬として購入することを奨励し始めた。一九七〇年代初期までに二、三の州は、反代替法を撤廃し、可能な場合には安価なジェネリックを使うことを薬剤師に推奨もしくは強制する法律に置き換えた。そうした州政府に加えて、民間保険業者、消費者保護活動家、そして医学部および薬学部出身の自称治療改革者も、ブランド薬に代わって大々的にジェネリックを使うことで、薬剤使用と医療支出の合理化を推進しようとした。

これらのジェネリック派（反対陣営が作った呼称）に反対して、ブランド薬メーカーは、代替は危険で、同等性を過度に拡大解釈したものだと訴えた。相前後して、医療専門職の組織は、ジェネリックによる代替を、患者のために薬を選択する医師の自律性を侵害するものだと非難した。[50] この非難において代替は、医師や薬剤師の仕事に対する州政府や連邦政府による侵害と、同義語になった。他にも、一九六〇年代から七〇年代にかけて、医師と患者の関係という聖域は、何度か政府による侵害を被った。代替に対するこのような抵抗については、第十章と第十一章でさらに詳しく探求しよう。

代替に有利な法律、規則、医療費償還制度は、地域ごとに異なる方法で組み立てられ、ばらばらにされ、つぎ合わされ、再び組み立てられた。次第に州は、代替に反対する法律を、代替を推進する法律に置き換えるようになり、治療における互換性の新たな論理を強化し、支援するために、処方集——治療薬の互換性を推進するためのパワフルな冊子——を作った。しかしそれはどこでも同じ秩序に従って作られたわけではなく、それに反対する声も、場所によって様々だった。代替プログラムを確立するためのこうした地域的取り組みは、当初は穏やかだったが、薬剤師、医師、患者に対する指示が増えるにつれて、医薬品の選択において誰の選択——患者か、医師か、薬剤師か、保険会社か、あるいは州か——が重要かを巡って、ますます多くの論議を呼んだ。

一九七三年、保健教育福祉省の長官キャスパー・ワインバーガーは、代替のルールを巡るこれらの議論を、州レベルから連邦政府レベルに引き上げた。一連の声明でワインバーガーは、メディケイド償還の新たな連邦基準を、「治療効果において実証された差異がないという前提のもと、その医薬品を入手できる最低のコスト」と定めた。薬剤償還限度価格（MAC）と呼ばれるこの価格は、通常、ジェネリックの価格を指していた。MACプログラムは、全国的な肯定的処方集を制定した。それは、互換性があり最低価格で償還される医薬品を網羅していた。MACの償還計画は当初、三二種の代替医薬品の認可を計画しており、保健教育福祉省は、そうすれば最初の一年で四八〇〇万ドルの経費削減になると見込んでいた。[51]

MACは、ブランド薬とジェネリックの違いを主張する側（ブランド薬側）に、立証責任を課した。しかし、（第七章で述べたように）この時期、ジェネリックの生物学的同等性・非同等性の問題が、FDAでますます取り沙汰されるようになり、じきにワインバーガーのMACプログラムは、ブランド薬側から激しく攻撃されるようになった。対して、ワインバーガーは、MACは「制限的処方集」を体現するものではないと宣言したものの、技術評価局が進めるジェネリックの生物学的同等性に関する調査の最終報告が出されるまで、MAC勧告の公表を差し控えることを余儀なくされた。しかし、一九七五年に発表された技術評価局の最終報告は、MACのような肯定的処方集ではなく、全国的な否定的処方集の作成を勧告するものだった。曰く、「あらゆる医薬品および製剤に関して生物学的利用能を調べるのは、不可能であり、また、望ましくもない。むしろ、生物学的同等性の証明が必要とされる医薬品を選択すべきだ。この選択は、臨床上の重要性、血液中の毒物濃度に対する治療率、及び、特定の薬学的性質に基づくべきだ」。[52]一九七五年半ば、FDAは、否定的処方集をよしとする連邦政府のこの姿勢を後押しし、生物学的同等性に関して問題がある、あるいはそう予想される医薬品のリストを刊行した。このリストは、少なくとも三つの目的を提示した。第一に、ジェネリックメーカーに対して、同等だと主張するには生物学的同等性の検査を必要とするジェネリック薬を特定した。第二に、実行可能な代替プログラムを作ろうとする人々に対しては、否定的処方集のモデルを示した。第三に、ジェネリック業界全体には、FDAがジェネリックの治療上の同等性を証明する権限を掌握しつつあることを示した。[53]

FDAが処方集の刊行に関与し始めたことは、予期せぬ結果をいくつかもたらした。そのひとつは、多くの医師と消費者が、いったんある薬が生物学的に問題のある医薬品リストに載れば、そのジェネリックはどれも信用できなくなると考えたことだ。そこでFDAはひとまず後退し、信用できるジェネリックとそうでないジェネリックを明らかにするために、一九七六年一月に第二のリストとして「実際もしくは潜在的に生物学的同等性に問題ありとされた医薬品のうち、新たな新薬申請を認められた医薬品のリスト」を発表し、その後も定期的に改訂を加えた。

FDAブルーブックと一般に呼ばれるこのリストの初版には、問題のある一一七種の活性成分を含む製剤一七三種が掲載された。この一七三種の製剤のうち、八五種はそれぞれ一社からしか入手できず（従って、ブランド／ジェネリック問題に無関係）、五〇種以上は仮説に過ぎず、実際に生物学的同等性に問題が見られたのは、残りの約三〇種だけだった。[54] 一九七八年までにブルーブックは、潜在的な生物学的同等性という、さらに紛らわしい分け方で医薬品を分類した。例えば、グループⅢは、「全てではないが、企業によっては、生物学的同等性を示す薬」であり、対照的にグループⅡは、「方法論に不備がある」ため、生物学的同等性が全く示されていない薬だった。一年後、FDAの担当者は、ブルーブックをさらに細かく二〇近い医薬品カテゴリーに分けることを提案した。カテゴリーA（治療上の同等性問題を全く示さない製品）からカテゴリーX（放射性同位体）まで、そのすべてに独自の生物学的同等性の考察が求められた。[55]

AARPのような消費者保護団体は、同等性のこうした紛らわしい分類は全ての消費者を低価格のジェネリックから遠ざけるだけだ、と批判した。一九七八年夏、消費者グループの連合はFDAに、複雑な否定的処方集であるブルーブックから手を引いて、全米で統一された肯定的処方集を作るよう要請した。一九七八年四月にAARPのフレッド・ウェグナーがFDA長官のドナルド・ケネディに書き送ったように「米国における医薬品供給に対するFDAの権威と責任を鑑みれば、当然行き着く論理的な結果は、最も多く処方される医薬品の処方集を刊行することだ。処方集は、処方し、調剤し、処方薬を用いる全ての人にとって極めて重要なものなのに、なぜこれまで存在しなかったのか理解に苦しむ。品質、安全性、治療効果という全ての要求を満たすとFDAが認める医薬品リストがあってしかるべきだ」。[56] つまり、ウェグナーは、ジェネリック代替を全米で推進するには、統一された肯定的処方集が必要だと考え、公にFDAにその策定を要請したのだが、自分のカードを全て見せたわけではなかった。情報源の一人で、調査ジャーナリストからジェネリック政策擁護者に転身したウィリアム・ハダッドから、FDAがすでにそのようなリストを入手していることをウェグナーは聞いていたのだ。

この隠されたリストのことをハダッドに語ったのは誰だったのか。マーヴィン・サイフェをおいて他にいないはずだ。サイフェはFDAのジェネリック部門の最初のトップで、ニューヨーク州の政策に影響力を持つこの元ジャーナリストと緊密な連絡をとっていた。パークローン・ビルのFDA本部の事務所のファイルには、ジェネリック擁護者と消費者保護活動家が見たがった内密の文書、すなわち、問題のブルーブックではなく、ジェネリックの互換性を認める普遍的な処方集が収められている、とサイフェはハダッドに語った。このリストは、治療上同等と見なせるジェネリックを提供できるメーカーを特定することにより、ジェネリック代替の問題をすっかり解決できるはずだった。しかし、FDAはこのリストの存在を公に認めることはできなかった。それはサイフェによると、業界の強い力がFDA内部に及んでいたからだ。

けれども、一九七八年にすべてが変わった。暴露されたFDAのリストを土台として、ニューヨーク州が、ジェネリック代替に有利な法律を独自に制定したのだ。

第九章　普遍的な代替

互換性を推すか推さないかが州によって異なり、一方の州の処方集は「否定的」で、もう一方は「肯定的」、さらには、処方集のない州もあり、仮にあったとしても、代替可能な製品の認識がばらばらという現状のまま前進するのは、生活の極めて重要な領域に極めて多くの国民を巻き込んで、地理的なルーレットを繰り広げるようなものだ。

チバ社副社長フェルトン・デイヴィス、一九七七年

一見したところ、ニューヨーク州でジェネリックへの代替を奨励する法案が成立したのは、それほど重要なことのようには思われなかった。それは一九七七年のことで、反代替法の撤廃が始まった一九七二年から、最後の一州が撤廃した一九八四年までの、ほぼ中間にあたる。しかも、ニューヨーク州は代替を命じた（ただ許可するのではなく）最初の州ではなかったし、処方集を使用した最初の州でもなかった。しかし、ニューヨーク州での法案の成立は、ジェネリックでの代替を、前例のない規模で推し進めることになった。なぜなら、他の州が互換性を認めたジェネリックは、二〇種から五〇種だったが、ニューヨークは八〇〇種以上のジェネリックを処方集に掲載したからだ。(1)さらに、この州法を後押ししたウィリアム・ハダッドは、この法律がニューヨーク州の住民に適用されるだけでは

満足しなかった。ハダッドは、ニューヨーク州の州都オールバニにある自らの事務所は、医薬品代替問題に対する普遍的な解決策、すなわち、全世界でないとしても全米のどの州にも通用する解決策を見つけた、と宣言した。

ジェネリック派の肖像——ウィリアム・ハダッド

ニューヨーク州法と同じく、ハダッドの人生も、地域から世界へとそのスケールを急速に拡大した。ハダッドを支援する人々に言わせれば、彼は、平凡な消費者を保護するために闘う、情熱と闘志にあふれる人物だった。一方、批判する人々——特に目立つのは製薬工業協会（PMA）の上層部——に言わせれば、「ブランド企業に偏見を持ち、州議会の議場をところせましと駆け回る、口うるさいジャーナリスト兼政治家」だった。当時、ハダッドはニューヨーク州下院議員として、ジェネリックの調査を率いる立場にあった。商船員としてキャリアをスタートさせた彼は、その後、政治の世界に入り、製薬業に関する公聴会でエステス・キーフォーヴァー上院議員の行政補佐官を務め、『ニューヨークポスト』や『インターナショナル・ヘラルドトリビューン』に寄稿したり、米平和部隊の初代長官サージェント・シュライヴァーの下で副隊長として部隊を率いたりした。(2)

一九六七年、ハダッドは、米国の主要な製薬業者がテトラサイクリンの価格にカルテルを結んでいたことを暴露する本を出版し、それは広く読まれた。この成功を受けて、ブルックリンで連邦議会の議員に立候補したが、落選した。その選挙運動では、健康と消費者運動が交差するところに焦点を当て、ニューヨーク市の中でも、地域によって「同じ薬」に支払う代金に五倍もの差がある、と訴えた。(3)

選挙に落ちた後は、都市実務市民委員会の会長を務めつつ、自らの調査能力と広報技術を活かして、都市による薬価のばらつきを批判し続けた。ニューヨークとアトランタ、マイアミ、ポートランド、サンフランシスコを比較して、同じ薬に地方自治体が支払う価格に、四〇倍の差があることも発見した。

一九六七年一一月、ハダッドは上院議員ゲイロード・ネルソンに招かれ、自らの調査結果を、反トラスト・独占小委員会に提示した。この時、彼は初めてPMA事務局長、C・ジョセフ・ステットラーとの接点を得た。しかし、ステットラーはハダッドとその研究を、政治的メンターであるエステス・キーフォーヴァーに影響された「焼き直しの陳腐な告発」として退けた。ハダッドは、ニューヨーク市長ジョン・リンゼイにも働きかけ、ニューヨーク市は社会福祉受給者のためにジェネリック購入システムを強化すべきだと訴えた。その交流は当初はうまくいきそうに思われたが、最終的には決裂に到った。リンゼイに背を向けられたハダッドは、舞台を市から州に移し、一九六八年のニューヨーク州議会の小委員会において、ジェネリック代替法を支援してほしいと、ネルソン・ロックフェラー知事に請願した。(4)

この法案は否決されたが、ハダッドの奮闘はニューヨークの民主党政治機構、とりわけニューディール政策時代からの古参、スタンリー・スタインガットとハーヴェイ・シュトレルチンの関心を呼んだ。二人はハダッドに、きみが互換性のある医薬品について妥当で普遍的な仕組みを見つけることができれば、州はジェネリックの購入に向けて積極的に動くことができる、と助言した。当時すでにジェネリックによる代替を支持する法案が六つも上程されながら、すべて否決されていたのだ。ステインガットとシュトレルチンは、ハダッドをオールバニの独立した調査事務所の所長に任命し、証言者を召喚する権限と少数の職員を与え、ニューヨーク州にジェネリック代替支持を促すための科学的文書の作成を命じた。(5)

ニューヨーク州ジェネリック調査

ハダッドはまずニューヨークで公聴会を開こうとしたが、それはほぼ失敗に終わった。ニューヨーク州公文書保管所の膨大なジェネリック調査ファイルの中に彼の手書きのメモが残されている。それによると彼の試みは、「一九七六年の州議会委員会では、米国食品医薬品局(FDA)ブルーブックとフランク・ブレアのナレーションの付いたワーナー・チルコット社〔医療品メーカー〕の映画を論拠とするロビイストからこっぴどく叩かれた。こちらのメンバーとスタッフは「FDAは生物学的同等性に依拠している」という企業側の声明に、すっかり混乱させられた」。ハダッドが事務所のスタッフに宛てて書いたメモには、一九七七年の州議会の会期までに、「生物学的同等性という神話を決定的に沈静化し、強力な法案を成立させる(6)」ことができるだろうと書かれている。また、彼らが州議事堂にくまなく配布したニュースレターは、ジェネリック代替法を成立させるには、まず「同等の治療効果を持つジェネリックを特定する処方集が必要だ(7)」と訴えた。

ニューヨーク州下院の、法律に関する調査委員会のトップであるハダッドの、消費者調査に対するアプローチは、(a)公共の利益に照らし、(b)かなり注目を集める可能性をふまえ、(c)召喚する権限を活用する、というものだった。一九七七年、同僚に宛てた手紙にハダッドはこう書いた。

「わたしの事務所は他とかなり違って、全委員会から力を引き出すことができます。[…]その秘密は召喚する権限です」「わたしたちは模範とボランティアを力として活動しています。予算が削られるたびに、ウォール街で時間を持て余した弁護士が現れ、わたしのために無料で働いてくれるのです」[8]。

確かに、ハダッドには、彼のためならただでも働こうという人を集める才能があった。中でも、ハダッドに幸運をもたらしたのは、マーヴィン・サイフェだ。サイフェは経験豊かなFDA職員で、ジェネリック分野に長く関心を持っていた。本書の序論でサイフェを「寡黙なユダヤ系ニューイングランド人で、カーター大統領が着ていたようなカーディガンを愛用し、その肘には穴が開いていた」と評した友人とは、実はこのハダッドだった。FDAの一般薬基準部門での直属の上司ジーン・クナップ――ハダッドによると、「ニクソンとうまくやっていけず、FDA新薬局長を辞したつむじ曲がりの医師」――とともにサイフェは、米軍医療補給機関へのFDAの回答として、軍需品として購入すべき、互換性のあるジェネリックのリストをまとめた[9]。

一九七七年初めにサイフェはハダッドに、互換性のあるジェネリックを国防総省に報告するために、FDAが全米の肯定的処方集を収集したことを明かした。サイフェとクナップはこのリストの公表を許可されていなかったが、ハダッドへの協力を惜しまなかった。さらに密やかな雰囲気の一連の手書きの手紙によって、サイフェはハダッドとそのインターン及び薬学部の学生たちのチームを促し、情報自由法に基づいて資料の公開をFDAに要請させた。それらの情報をうまく分解し、再構成すれば、FDAが軍部のために治療上同等と見なせる入手可能なジェネリックのメーカーを選別しておきながら、その情報を隠匿していたことが白日の下に晒されるはずだった[10]。

一九七七年半ば、ハダッドはFDAのファイルから、肯定的処方集を大量に引き出した。彼はこの一連の活動を、スパイ行為のようにドラマティックに物語り、世間の興味を煽った。こうして、彼が「グリーンブック」と名づけたこの新たな処方集の、ジェネリック代替のバイブルとしての価値を説く用意が整った。

ニューヨーク州の処方集と大衆

ハダッドは、バーナム〔派手な興行で成功した興行師〕流の手法で、グリーンブック発表の指揮をとった。一九七七年四月二八日、ハーヴェイ・シュトレルチンが作成したジェネリック代替法の最新の法案をニューヨーク州議会が検討する少し前に、ハダッドは「ジェネリックは安全か」という挑発的なタイトルを冠したイベントを、世界貿易センターで開いた。彼は、PMAと主要な製薬会社の幹部に対して、このイベントに参加してジェネリックの欠点を最もよく示す例を提示するよう求めた。さらに、シュトレルチンに「最も劇的な瞬間」になるだろうと予告した場面では、きわめて重要な証人、マーヴィン・サイフェを舞台にあげる。そこでサイフェはニューヨーク州グリーンブックに挙げた八〇〇種のジェネリックの同等性を公に宣言することになっていた。(11) このイベントに先立って、ハダッドはニューヨークメディアの主要機関のほとんどにいる協力者に手紙を書き送った。『六〇ミニッツ』にあてた手紙では、この公聴会をテレビ放映させようとして、熟練のジャーナリストらしい熱弁を振るっている。

解決の鍵になるのは、誰もが存在しないと主張する、安全で有効な医薬品のリストです。そのリストは存在します。それはＦＤＡの書類棚の最上段に置かれた二つの小さな段ボール箱に収められています。なかには五×七インチの手書きのカードが入っています。医薬品名と企業の欄に小さな赤い印があれば、その薬は安全で、その企業で正しく製造されていると見なされます。その小さな赤い印は、世界の最も洗練された技術の一つが最終段階で受けるチェックなのです。しかし、このリストを市民の目に触れないようにすることは、製薬会社にとって何十億ドルもの価値があるのです。(12)

同じような手紙が『ニューズウィーク』、『ワシントン・ポスト』の協力者、全米とニューヨークのニュースキャスターおよび政治家に送られた。しかし、ハダッドは抽象的な政治問題を説得力のある物語として語るのは得意だったが、つねに誠実だったわけではない。例えば、上院議員のレスター・ウルフに宛てた同じような内容の手紙では、そのリストを紙製のファイルではなく、電子ファイルだとしている。「製品だけでなく会社も検査された、この国の安全で有効な医薬品のリストは、彼らのコンピュータの中に埋もれ、お役所仕事の中に隠されていました。[…]軍はこの「存在しない」リストを使っています」。(13)

このように劇的に演出された四月会議だったが、ハダッドが望んだような、すっきりとした解決はもたらさなかった。五月初旬、イーライリリー社の代表がクナップに電話をかけてきて、ＦＤＡ「ブルーブック」（生物学的に問題のある薬のリスト）は本当に、ニューヨーク州のグリーンブック（治療上同等な薬のリスト）に差し替えることができるのか、と尋ねた。クナップはハダッドの公式声明の内容にいらいらしていたらしく、ハダッドが、オールバニで助手を務めるデヴィッド・ラングドンに、「FDAが軍のために作ったリストは治療上同等な医薬品のリストだ」と言ったのは、欺瞞に近い、と不満を漏らした。[14] そのリストのコピーを受け取ったチバ社の副社長は、期限切れの医薬品リストの誤りをいくつか訂正した上で、こう述べた。「おわかりだろうが、こちらがこのリストを「訂正」したからと言って、貴君がこのリストをどのように特徴づけたかに我々が同意するわけではない。[…] 特に我々はこのリストを「安全で有効かつ互換性のある処方薬」のリストとは見なしていない。ここで言う「互換性」とは、患者が、本来の薬の代わりにコピー薬、もしくは二社が製造した二種のコピー薬を服用した場合、医師の予測と患者の反応に識別可能な差異はない、という意味である」。[15] チバ社は、治療上の同等性はあり得ることで、代替はおそらく重要だと認める方向へ進んでいたものの、ニューヨーク州のリストはまだFDAに承認されていない、と指摘した。実際、グリーンブックが正当であることをFDAが公に認めるまでに、およそ一〇ヶ月かかった。[16]

ハダッドは、五月末に世界貿易センターで二度目の公聴会を開き、「安全で有効かつ互換性のある医薬品のニューヨーク州処方集」とも呼ばれる、グリーンブックの初版を紹介した。[17]

ジェネリックの安全性と有効性、互換性を巡る二〇年に及ぶ論争は、五月三一日火曜日の一五分間の公聴会で確実に終わるでしょう。[…] その時、FDAは、ニューヨーク州議会が用意した処方薬のリストを承認するはずです。そのリストはFDAによって承認された全医薬品の九九・九パーセントを掲載することになります。製薬業界は、このようなリストは存在せず、ゆえに医師はジェネリックを安全に処方できない、と主張しています。なぜなら、このリストが存在しなければ、製薬会社は毎年、数十億ドルの利益を上げることができるからです。[18]

ハダッドには、医薬品に関する政策を、幅広い読者や雑誌や新聞の編集者の興味をそそる物語に言い換える才能があった。例えば、『タイムズ』と『ニューズウィーク』の協力者に宛てた手紙では、FDAのごまかしと自分たちの機略について、次のように語った。

ニューヨーク州はいちかばちかの大勝負に出ることを決意し、安全で有効かつ互換性のある医薬品のリストを作り、法律と行政命令を通じてそのリストを州と国の処方集に定めました。他の問題（よく知られる天然ガスやアラブのボイコットの問題）の時と同じく、このたびも、連邦政府がし損ねたことを、わたしたちは自らの手で行ったのです。どのようにしてそのリストを作成し、関係当局の目から隠したかについては、語るべき物語があります。まず勇敢な官僚たちが自らの職を危険にさらしてまで助けてくれました。彼らを守るためにわたしたちは情報自由法を活用しました。（製薬会社が情報自由法の申請を日常的に監視しているため、申請においては、こちらの関心が悟られないように気を使いました）、その後、リストを編集し、既成事実を携えてFDAを正面突破し、わたしたちがFDAの記録を元に成し遂げたことについて、弁明を求めたのです。[19]

ハダッドは自分たちに有利な宣伝を迅速に行う必要があった。彼の周辺では、代替に対して二つのまったく異なるアプローチが依然として見え隠れしていたからだ。

シュトレルチンが出した下院法案は、薬局でのジェネリック代替を「命じる」ものだったが、上院法案は、薬剤師が医師の許可を得てブランド医薬品の代わりにジェネリックを調剤することを許可しただけだった。その二案をまとめた法案は、「二つのサイン」という解決策を組み込んで、一九七七年夏、ヒュー・ケアリー知事によって署名された。「二つのサイン」とは、医師が処方箋の一面にサインすれば、薬剤師はジェネリックによる代替が義務づけられ、別の面にサインすれば、処方箋通りのブランド医薬品の調剤が義務づけられ、そうしなければ何らかの罰則を受ける、というものだ。[20]

ニューヨークの州法、特にグリーンブックを巡る議論は、一向に収束しなかった。FDAの医薬品局長リチャード・クルートは、ハダッドとラングドンが、グリーンブックがFDAの情報によるというだけでFDAに「承認された」と主張することに、不快感を募らせた。クルートは特に、「互換性」という言葉の使用に反対した。FDAは生物学的同等性という概念を説明しかねているのに、その概念をさらに拡大して、二つの医薬品が十分に互換できるという、さらにあいまいな判断を下すべきではないと、クルートは確信していた。そこで彼はニューヨーク州に、「互換性」ではなく、「治療上の同等性」と表現するよう促した。「わたしたちは、ジェネリックを「互換性があるもの」として承認したのではなく、承認された用法により、治療上、同等の効果をもたらすものとして承認したにすぎません。例えば、治療上同等な二種の小児用シロップは、味覚や嗜好性が異なるかもしれません。FDAは味覚の同等性や味覚が好まれる度合いについては何の検査も課していないのです。わたしたちは、こうした二種の医薬品が治療上同等かどうかという問題に取り組む準備はできていますが、その互換性を保証するわけではないのです」[21]。やんわりと釘を刺されたものの、ハダッドの事務所は依然としてＦＤＡの保証を処方集の促進に大いに利用する気だったので、一九七七年十月初旬、『安全かつ有効で治療上互換性のある処方薬のニューヨーク州処方集』（“The New York Formulary of Safe, Effective, and Therapeutically Equivalent* Prescription Drugs”）という新しいタイトルで、グリーンブック第二版を出版した。ＦＤＡをなだめるために、「互換性」に星印をつけ、注として「これらの医薬品の互換性に関して問題は起きていない」と書き添えた。冊子の扉には、ＦＤＡのジーン・クナップが署名した新たな「承認書」を追加した。病院薬剤師のためのいくつかの雑誌は、国内の薬剤師の大半は間もなく、ジェネリック代替を調べる権威ある参考書として、ニューヨーク州グリーンブックを用いることになるだろうと予測した。(22)

製薬業界は、迅速かつ猛烈に反発した。『ニューヨーク・タイムズ』がニューヨーク州処方集に好意的な社説を載せると、ＰＭＡ会長のジョゼフ・ステットラーは、そのリストは「代替の擁護者によってきわめて誤解を招きやすい方法で」使われており、ＰＭＡは「互換性の保証」は一切提供しない、と攻撃した。(23) さらに、ハダッドのスパイ小説めいた語り口を批判し、互換性のある医薬品の「国家機密レベルのリスト」を勇敢な官僚がいかにして、「多大なリスク」を負って準備したのか、とＦＤＡに尋ねた。ステットラーは侮蔑を込めてこう語った。「ＦＤＡのプレスリリースを読みたがる何者かが、その種のリストを捏造した可能性がある。生物学的同等性の定義がまだはっきりしないのに、生物学的に同等な医薬品のリストが存在し得るだろうか」(24)

マーヴィン・サイフェでさえ、グリーンブックを擁護するハダッドの主張は、いささか行き過ぎではないかと、案じていたようだ。ハダッドに宛てた一連の手紙のなかでサイフェは、ＦＤＡの生物学的同等性部門のトップであるバーナード・カバナが、生物学的同等性の定義が変わったことを利用してグリーンブックをつぶそうとしているらしい、と警告した。ハダッドがグリーンブック第二版のコピーを審査のためにFDAに送った後、サイフェはハダッドに次のように書き送った。「不運なことにコピーは〔…〕道理のわからない友人、バーニー〔バーナード〕・カバナの手に渡りました。カバナはたちまちバナナ〔怒り狂うこと〕になりました。なぜなら、その本が自分のねじ曲がった考えに従っていなかったからです」。またサイフェは、グリーンブックを公に支持した結果、自分はFDAのヒエラルキーのなかで孤立しつつあるという不安を内々に語っていた。実のところ、サイフェの出張中を見計らって、FDA事務局長リチャード・クルート、ジーン・クナップ、バーナード・カバナ、そしてFDA顧問のポール・ブライアンは、グリーンブックの改訂版の扱いについて話し合うために集まった。出張から戻ったサイフェは友人への手紙にこう書いた――クルートは「当初〔…〕出版を全面的に支持していた」のに、「カバナの話を聞いてから〔…〕考えを一八〇度変えました」。そして、「カバナは今、グリーンブックへの批判を書くのに大半の時間を費やしています」と警告し、カバナが、「問題のある医薬品」リストを拡大することで自分の地盤も拡大しようとしています」と示唆した[25]。続く手紙で、サイフェは次のように指摘した。「故意かどうかは別として、バーニーのゲームプランは単純です――『生化学』リストからいくつかの医薬品を除外する一方で、除外した数より多く付け加えるのです。〔…〕彼と「その上司」が科学を偽ってこの混乱を長引かせ、退職する日までその地位にいるのであれば、彼らの給料を支払っている消費者はいい面の皮です[26]」サイフェの明らかにひがんだ視点からすれば、カバナは生物学的同等性の技術的側面にばかり目を向け、同等性がもたらす臨床上、あるいは公衆衛生上の価値はどうでもいいと考えているように見えた。カバナの誤りは、全ての医学的決断が「自分が全力を投じてきた生物学的利用能、生物薬剤学の薬物動態を中心として回っている」と考えたことだった。このまま放っておくと、カバナはますます「(不幸な)ブルーブックに収められた生物学的に問題のある医薬品」の宇宙を拡大し、医薬品を消費する大衆を犠牲にする恐れがあった(27)。

この二人の男の対立を、同じ時期に大組織の序列を上りつつあり、ゆえに互いをライバルと見なし、敵として描くことしかできなかった、野心的な官僚のありふれた対立の一つと見なすのはたやすい。だが、FDAブルーブックとニューヨーク州グリーンブックの相対的な役割を巡るサイフェとカバナの対立は、FDAの内部に刻まれたさらに広範囲にわたる対立の反映でもあった。その対立とは、科学に基づく消費者規制機関という本来の役割と、米国の公衆衛生と健康政策の要という事実上の役割との対立である。

ニューヨークからワシントンへ——互換性のある医薬品の結集

FDAの生物学的同等性を規制する科学への関与と、消費者や患者に対する責任を巡る対立は、ひとまずサイフェが勝利を収め、FDA広報部は一九七八年一月二三日にニューヨーク州グリーンブックを支持する声明を発表したが、両陣営の対立はその後も続いた。FDA長官ドナルド・ケネディは次のように説明した。「このリストは、生物学的同等性が現実に存在するとして、生物学的に同等なものとしてFDAが承認した、安全かつ有効な全ての製品を含むものです」。その結果としてのグリーンブックは、「ニューヨーク州の法律とFDAの政策によって決定された」[28]薬局での代替実施を巡ってFDAの科学と州の特権とが融合した産物であると、後に彼は結論づけた。

グリーンブックが公式に承認された数日後、ケネディはNBCの『トゥデイ・ショー』に出演し、PMA会長C・ジョセフ・ステットラーの隣に座っていた。ニューヨーク州処方集の影響について議論するためだ。ステットラーは、FDAが同等な医薬品のリストを承認したことは、「現実には起こりえない値引きを消費者に期待させる」ことになると、公に警告していた。FDAのそうした行動は、FDAにとってもニューヨーク州にとっても無責任すぎる、とステットラーは非難し、のちに「この問題についてのFDAの行動は、ニューヨーク州のリストに、本来値するよりはるかに高い重要性と信頼性を与えた」[29]とケネディを叱責した。

ケネディと他のFDA当局者は、FDAは医薬品の互換性（連邦の監督機関ではなく、州の立法機関が取り組むべき問題）については言及できないが、治療上の同等性を支持する科学的基盤についてはコメントできる、と繰り返した。とはいえ、FDA当局者も、時に間違いを犯すものだ。同年、全国的なジェネリック代替法を制定するために下院議員ジョン・マーフィ（ニューヨーク州、民主党）が提議した法案に関する連邦公聴会で、証言台に立ったケネディは、「同等」と言うべきところを、何度か「互換性」と表現した。下院議員のマシュー・J・リナルド（ニュージャージー州、共和党）はケネディに、治療上の同等性と互換性の区別を明確にするよう求めた。

ケネディ　誤って用いた場合を除いて、わたしたちは「互換性」という言葉を使っていません。互換性とは……。

リナルド　いくつか間違いましたよ！

ケネディ　申し訳ありません。もしそうなら、記録が修正されることを強く望みます。誰かが「互換性」と言っても、わたしは特に気にかけません。わたしたちが提供しようと言っているのは［…］治療上、同等である医薬品のリストです。その理由は、互換性は政治的判断によるからです。医薬品Aを医薬品Bに換えるかどうかは州が判断することです。［…］わたしの同僚が好む例で言えば、同じ抗生物質の小児用の薬が二種あって、一方はバナナ味、もう一方はオレンジ味だとして、わたしたちはそれらを治療上、同等だと呼びますが、（この二種の医薬品に）互換性を認めようとしない州もあるでしょう[30]。

ケネディは、（代替に取り組む）州の役割と（同等性に取り組む）FDAの役割を分けようとしたが、州の方は、その両方の指針をますますFDAに求めるようになった。一九七八年七月、バーモント州は独自の強制的な代替法を成立させた。その折に同州はバーモント州処方集――「安全かつ有効に互換されるであろう医薬品のみを含む」一般名の医薬品リスト――に載せた医薬品のみを代替可能とし、ニューヨーク州処方集の例に倣って、そのリストの追認をFDAに求めた[31]。その結果生まれたのは、ニューヨーク州グリーンブックにそっくりの処方集だった。

ほどなくケネディは他の州に対して、それぞれの処方集のための徹底的な薬効評価を、すでに過労気味のFDAの職員に頼むのはやめてほしいと、懇願するようになった。国の医療関係者に宛てた手紙にケネディが書いたように、FDAはあまりに多くの要求に対処できなかった。その代わりに、FDAは全州が適用できる独自のリスト――ジェネリック代替の普遍的目録――を刊行することにした。ケネディはそれを「ジェネリック処方と医薬品の代替に関する法に基づくあらゆる州で使用可能な、治療上同等な医薬品リスト」と定義した。[32] グリーンブックを「承認した」予想外の結果として、FDAは意図せずして、独自の治療上同等な医薬品の基準、すなわち、やがて「オレンジブック」と呼ばれることになる冊子の刊行に踏み込んだのだった。

ハダッドにとってオレンジブックは、グリーンブックを州から全国規模へ拡大したものだった。ゆえに彼は連邦取引委員会（FTC）、消費者保護団体、連邦議会のそれぞれにいる協力者を結ぶ全国的なネットワークを構築するべく、舞台裏で熱心に働いた。一九七八年五月、彼は「処方薬に関する全国消費者同盟」の設立を発表した。この同盟は、「互換性のある医薬品の処方集を刊行して、ジェネリック対商標論争に終止符を打つ」ことをFDAに求めた。同盟は拡大し、最終的に、消費者同盟、米国消費者連盟、ナショナル・コンシューマーズ・リーグ、全米退職者協会、米国鉄鋼労働組合、環境防衛基金、ラルフ・ネーダー率いるパブリック・シティズンのヘルス・リサーチ・グループを含むことになる。六月、ハダッドは第一回ジェネリック医薬品全国会議を招集した。ワシントンDCのメイフラワーホテルで開催されたその会議には、消費者活動家、研究医、有力な議員、保健教育福祉省の職員とFDA職員が顔を揃えた。上院議員のゲイロード・ネルソンとエドワード・ケネディ（マサチューセッツ州、民主党）が基調講演を行い、ジェネリック運動をFDA改革、さらには上院委員会における広範な法制に関する立案と結びつけた。[33]

その会議を取材した医師向け月刊誌『プライベート・プラクティス』の記者は、「ならずものジャーナリスト」と呼ばれたハンター・S・トンプソン流に、「恐怖と嫌悪とジェネリック医薬品」という大見出しを掲げた。「クー・クラックス・クランやウェザー・ピープルの会合のような雰囲気が漂っていた」と揶揄し、「だが、そのようなグループでさえ、混じりけのない疑惑と敵意という点で消費者活動家をしのぐのは難しかっただろう」と続けた。その消費者活動家の中でも最悪なのは、「ジェネリックグループのメンバー」だった。保守的な医者から見れば、ジェネリック派はカルト集団、ハダッドはそのリーダーで、信奉者を周囲に集めて、保健に関する官僚の力を拡大し、医療実践の質を落とそうとしているように思えたと、その記事は書いている。(34)

PMAはジェネリック会議を馬鹿げたものとして無視しようとしたり、あるいは米国の医療への脅威と称したり、その態度は定まらなかった。C・ジョゼフ・ステットラーは業界誌『メディカルマーケティング・アンド・メディア』に、医療と薬業の実践を脅かしつつある「官僚の横暴な命令」を警告するエッセイを寄せた。「この憂慮すべき潮流が最も目につくのは、ニューヨーク州のいわゆる「同等な医薬品」リストの周辺である。ニューヨーク州当局者は現実を無視し、世界は自分たちの思い通りに動いていると信じ込もうとしている。かたやFDAは、全処方薬について普遍的な同質性を主張しているが、その科学部門や医学部門の職員は、FDAが下した根拠のない決定を正当化するのに四苦八苦している」(35)。一九七八年春の時点で、ハダッドの支持者はますます増えていた。彼が保健機関にグリーンブックを送った国には、アルゼンチンからバハマ、ボリビア、ブラジル、チリ、コロンビア、コスタリカ、エクアドル、エルサルバドル、グレナダ、ホンジュラス、ジャマイカ、メキシコ、ニカラグア、パラグアイ、ペルー、トリニダード・トバゴ、ウルグアイ、ベネズエラまでが含まれた。ハダッドがそうやってニューヨークのリストを外へ拡散している時に、ステットラーはグリーンブックを継続的に厳しく批判する方法を探していた。[36]

ジェネリック医薬品全国会議の少し後で、PMAは、その法律が研究開発中心の企業を不利な立場に追いやったのは不公正な取引にあたるとして、ニューヨーク州を提訴した。[37] ビーチャムは、自社のアモキシシリンサスペンション（懸濁液）は、バイオクラフト、ロビンス、スクイブの三社が製造したジェネリックに比べて、常温でより長くその効能を保てるというデータを提示した。この違いは医薬品が冷蔵されていると検知されないが、薬の瓶が長期間、常温に置かれた場合は、重大なものになりかねない。[38] しかし、『ファーマスーティカル・テクノロジー』のようなPMA寄りの定期刊行物でさえ、こうした些細な相違が深刻な結果を導くというシナリオを作るのには苦労した。「例えばこんな場合だ。家族でキャンプ旅行に行こうとした時に、子どもの具合が悪く、アモキシシリンを持っていくか、さもなければ、旅行をキャンセルしなければならなくなった。医者は「心配いりません」と助言するだろう。「冷蔵庫に保管しなくてもいい薬があります。無くなったら、どこの薬局でも詰め替えができますよ」。しかし、詰めていいのは、ビーチャム社やロシュ社の製品ではない」。ある意味、この例はケネディによる治療上の同等性と互換性の違いの定義を体現している。管理された臨床環境では同じ結果をもたらす二つの医薬品が、実際の患者の肉体では異なる働きをするかもしれないのだ。とは言え、『ファーマスーティカル・テクノロジー』の編集者は、こうした違いを強調するのはばかげていると但し書きを添えている。「だが、FDA当局者が指摘するように、効能の劣化には早くても一五日かかるので、それほど長い間、アモキシシリンを投与しても子どもが回復しないのであれば、どのみちキャンプに行くべきではありません」[39]。リストに対する他の批評もたいしたものではなかった[40]。その後一八ヶ月にわたってニューヨーク州法に対する異議申し立ては全て却下され、グリーンブックはジェネリック代替の手段として支持された。消費者保護活動家や保険制度改革者は、全国的なオレンジブックの誕生を熱望した。

失敗した標準化——国政、そして代替の特異性

一九七八年はジェネリック代替の普遍的システムを推進しようとする人々にとって、良い年になりそうだった。FDA職員はオレンジブックの最後の仕上げに奮闘していた。それは、否定的処方集であるブルーブックや、地方色の強い肯定的処方集であるニューヨーク州グリーンブックに代わって、ジェネリックの普遍的指針になるはずだった。また、保健教育福祉省と連邦取引委員会は、夏の終わりに連邦議会に提出する予定の、ジェネリック代替法案のモデルをそれぞれ作っていた。これらすべては、ニューヨーク州選出の民主党下院議員、ジョン・マーフィが一九七八年に代替処方薬法によってニューヨーク州の提案を国策に転換しようとしたときに山場を迎えた[41]。

マーフィが全国的なジェネリック代替法の制定を企てたのは、これが最初ではなかった。第九四議会では、さまざまな下院議員がその法案を提議した（H. R. 882, 998, 999, 3546, 3987, 6603）が、それらは業界、医学及び薬学の専門職、政府の反対に遭った。だが、一九七八年、ニューヨーク州グリーンブックを掌中にしたマーフィは、FDAオレンジブックが地平線上に見えている状況で、全国統一の